Dr. med. Christine Reiler

Inneres Strahlen & Natürliche Schönheit

Meine besten Hausmittel

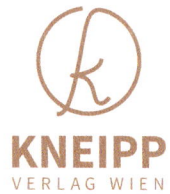

KNEIPP
VERLAG WIEN

Innere Schönheit – äußere Schönheit

An dieser Stelle möchte ich dir einen kurzen *Überblick* geben, was dich beim Lesen dieses Buchs erwartet.

Verwöhnen

Im ersten Teil des Buches mache ich mich auf die Suche nach den Dingen, die uns einfach guttun. Verwöhne dich selbst, verwöhne deine Lieben. Das Motto ist: Verwöhnprogramm für alle! Als Ärztin ist es mir wichtig, dir das medizinische Wissen über Nährstoffe, Haut- und Haargesundheit, über Vitamine, Mineralstoffe, Spurenelemente und Fettsäuren zu vermitteln. Dafür habe ich mich auf die Suche nach kulinarisch wohlschmeckenden Quellen gemacht. Ich erzähle dir, mit welchen Kräutern und Blumen du dich, deine Haut, Haare und Nägel verwöhnen kannst. Einen kleinen Abschnitt darüber, wie du deine Seele nähren und pflegen kannst, gibt es darin auch. Denn wir wissen ja: Unsere Haut ist der Spiegel unserer Seele, also dürfen wir auch diesen ganz wichtigen Teil nicht vernachlässigen.

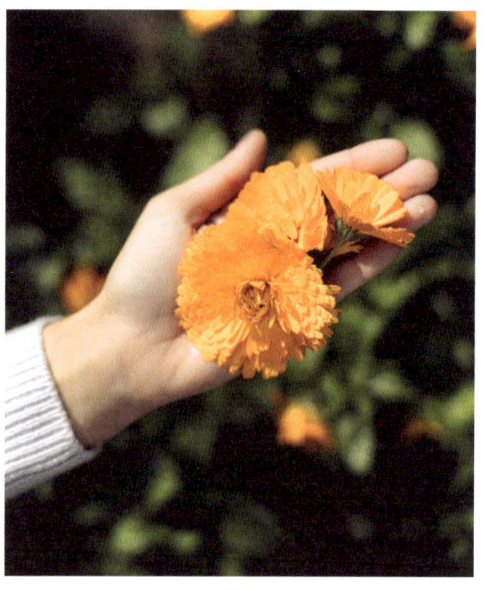

Entspannen

Der zweite Teil des Buches handelt vom Entspannen. Da geht es vor allem um Stress und darum, wie wichtig gesunder Schlaf ist. Als begeisterte Kräuterhexe stelle ich dir Heilpflanzen vor, die dir beim Entspannen und Schlafen gute Dienste erweisen können und die auch deine Haut unterstützen oder sie beruhigen, wenn sie mal genauso gestresst aussieht, wie wir uns im Alltagswahnsinn manchmal fühlen. In diesem Abschnitt erzähle ich dir auch von den Aktivitäten, die mir persönlich helfen, wieder runterzukommen oder erst gar nicht angespannt zu werden. Da findest du etwa meine Lieblings-Yoga-Übungen und meine liebsten Bergwanderrouten, und ich zeige dir, wie mein Garten-„Workout" aussieht.

Reinigen

Der dritte Teil ist der Reinigung gewidmet. Und damit meine ich jetzt nicht den Hausputz, sondern Frühjahrsputz, Detox, Entgiften, Entschlacken oder wie auch immer du es nennen magst. Also die Reinigung unseres Körpers von innen. Es geht darum, wie wir Giftstoffe, die sich durch ungesunde Gewohnheiten oder äußere Einflüsse in unserem Körper ansammeln, wieder loswerden. Dafür gibt es nämlich eine Reihe von hilfreichen Stoffen, die wir mit unserem Essen täglich zu uns nehmen können. Auch hier habe ich wieder eine Menge nützliche Kräuter und Blumen in petto!

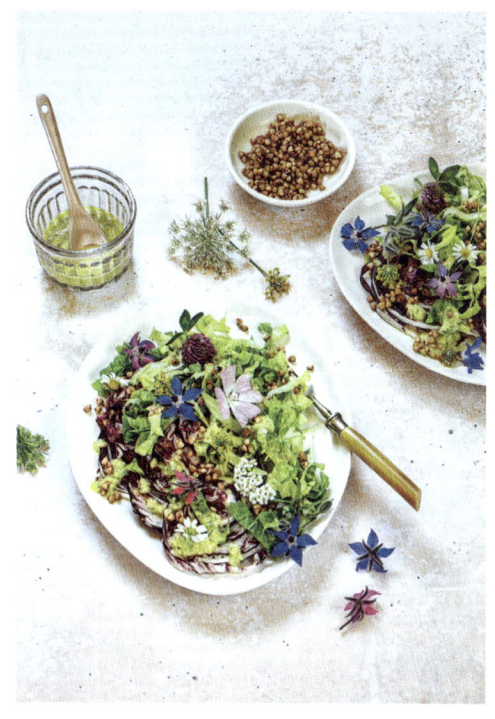

Rezepte für innen und außen

In allen drei Teilen findest du Rezepte. Und zwar zum einen Kochrezepte für Gerichte zum Schlemmen und Genießen, die allesamt dein Strahlen unterstützen. Zum anderen aber auch Rezepte für eine einfache selbst gemachte Naturkosmetik. Bei den Rezepten findest du Wissenswertes über einzelne Zutaten und welchen Beitrag sie auch aus ernährungswissenschaftlicher oder medizinischer Sicht leisten können, damit wir uns gut fühlen.

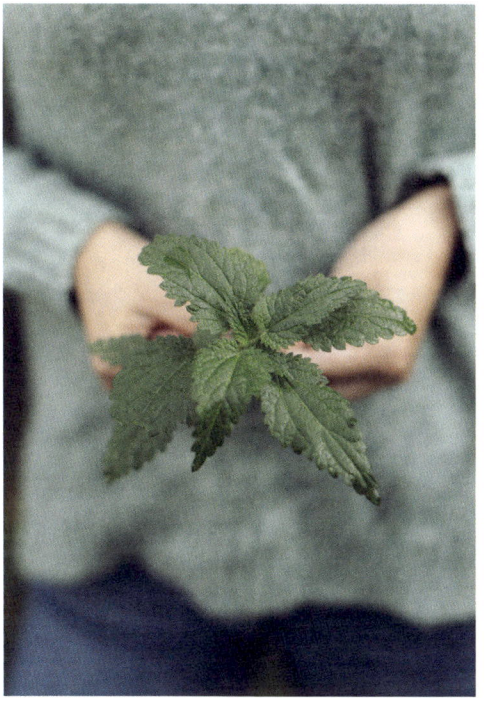

Inhalt

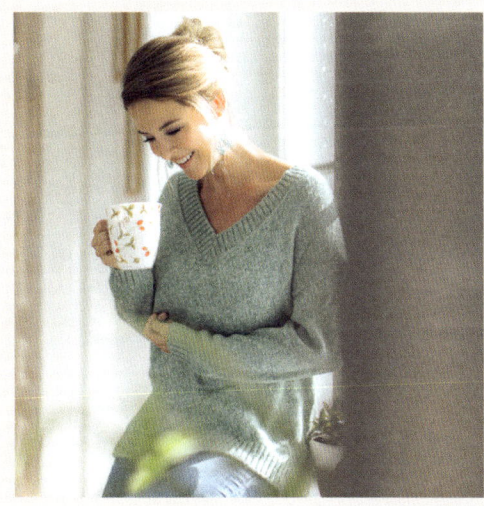

Was mich strahlen lässt

„Du strahlst so! Wie machst du das?"
Diese Sätze bekomme ich immer wieder
zu hören. Und es freut mich natürlich,
dass mich manche Menschen so wahrnehmen, auch wenn mir bei Weitem nicht
immer nach Strahlen ist.

Wie bei jedem Menschen gibt es natürlich auch in meinem Leben gute und weniger gute Zeiten. Doch aufgrund meines beruflichen Werdegangs, der viel mit Außenwirkung zu tun hat, habe ich mich immer wieder intensiv damit auseinandergesetzt, wie ich auf andere Menschen wirke – insbesondere auf jene Menschen, die mich nicht wirklich gut kennen. Menschen, die vielleicht gerne meine Gesundheitssendungen anschauen oder Fans von Dancing Star sind oder, oder …

Ich glaube, wenn du meine Freund*innen fragst, wie sie mich empfinden (und ich verrate dir jetzt nicht meine negativen Seiten), dann eint sie vor allem eine Aussage über mich: Die

Christine lebt gerne. Und das stimmt. Aber natürlich bin ich nicht nur ein lebensbejahender Mensch, sondern beschäftige mich schon seit jeher beruflich als Ärztin mit Menschen. Was macht uns glücklich? Wie wichtig ist das für unsere Gesundheit? Wie sehr kann man sich selbst einreden, quasi als Placebo, dass man glücklich ist? Wie viel Anteil hat die Eigenbestimmung? Wie viel machen Ernährung, Bewegung, Partnerschaft, Familie und Freunde aus?

In meiner Zeit als Model war mein äußeres Erscheinungsbild ein wichtiger Pfeiler meiner Tätigkeit. Damals hat mich das zwar auch nicht so interessiert wie manch andere, aber ich erkenne heute in den Social Media,

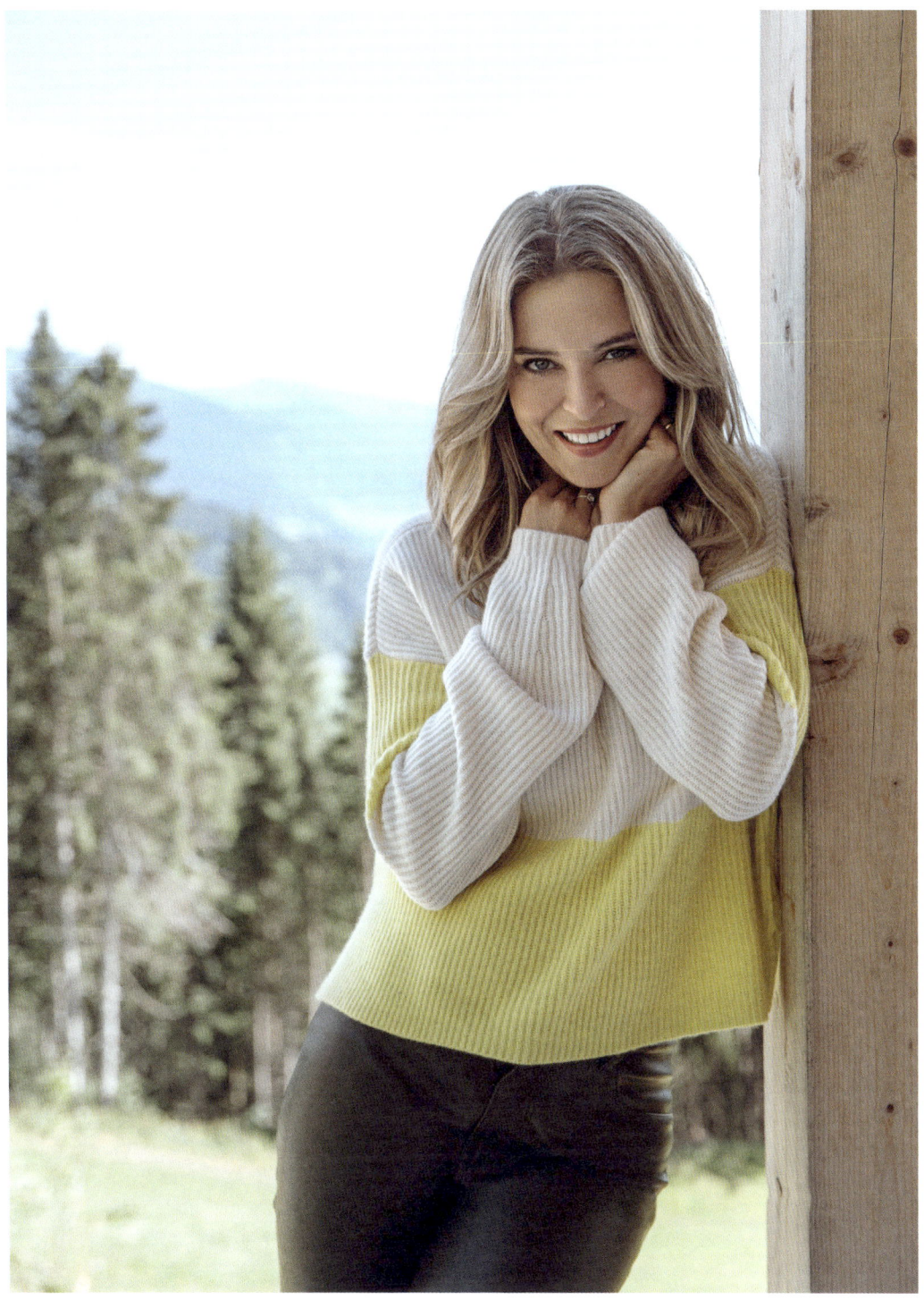

dass der Druck auf junge Menschen noch größer ist, als er damals bei mir war. So alt bin ich jetzt schon, dass ich das sagen darf. Und mir tut es im Herzen weh, wenn so manche Influencer*innen und Blogger*innen die vermeintliche Schönheit als Universalrezept für ein glückliches Leben und eine erfüllende Karriere propagieren. Denn meiner Erfahrung nach gibt es immer jemanden, der schöner, jünger und erfolgreicher ist.

All die Erfahrungen, die ich bis heute gesammelt habe, möchte ich in diesem Buch mit dir teilen. Natürlich nur, wenn dich das interessiert. Ich habe mir im Laufe meines Lebens eine Vielfalt an Zugängen erschlossen, die meiner Meinung nach zum Strahlen führen.

Der ärztliche Blick

Als Ärztin habe ich mich eingehend mit der medizinischen Seite des Strahlens beschäftigt.
— Was braucht unsere Haut? Welche Nährstoffe benötigt sie? Wie funktioniert unser Stoffwechsel, die Aufnahme von Nährstoffen und die Ausscheidung von Giften?
— Wo ist Vitamin A enthalten, das bei der Bildung und Regeneration unserer Hautzellen eine wesentliche Rolle spielt? Welches B-Vitamin sorgt für einen rosigen Teint?
— Was hilft, wenn die Haut rebelliert und sich Rötungen und Entzündungen zeigen?
— Welche Mineralstoffe sind vonnöten, damit die Haut nicht zu trocken wird?
— Welche Rolle spielt Kupfer für die Pigmentierung der Haut?
— Was ist medizinisch sinnvoll, um Schwangerschaftsstreifen wieder loszuwerden?
— Was benötigen unsere Augen, damit wir einen leuchtenden Blick bekommen?
— Welche Mikronährstoffe und Fettsäuren beeinflussen die Qualität unserer Haare und Nägel?

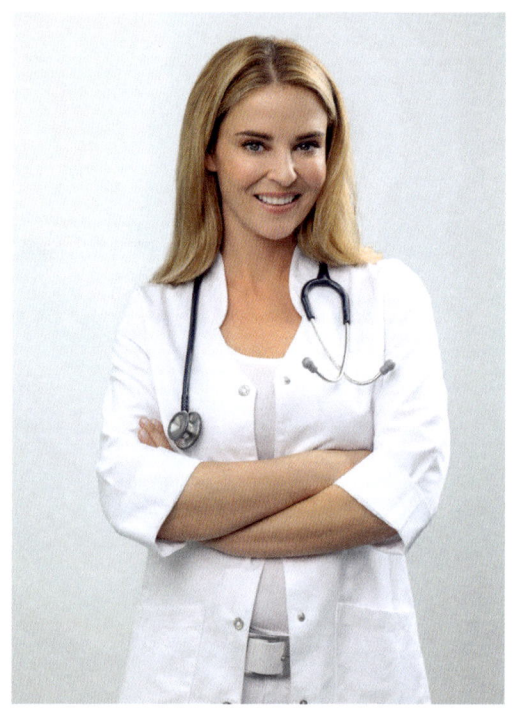

Ich habe mich einige Zeit in die Dermatologie vertieft, weil ich diese Fragen so spannend fand. Das Thema ging mir also wortwörtlich unter die Haut.

Aus der Perspektive der Ganzheitsmedizin

Die Ganzheitsmedizinerin in mir weiß aber auch, dass die besten Cremes und Wässerchen nicht helfen, wenn das Grundprinzip der Balance in uns in Schieflage geraten ist. Wo Aktivität und Bewegung ist, braucht es auf der anderen Seite Ruhe und Entspannung. Die Qualität unseres Schlafs und unsere Fähigkeit, zu entspannen, sind ein wesentlicher Schlüssel, dass wir uns wohlfühlen und das auch ausstrahlen. Und als Ganzheitsmedizinerin ist mir natürlich auch bewusst, dass echtes Strahlen mehr braucht als nur schöne Haut, Haare und Nägel. Gerade unser psychisches und seelisches Gleichgewicht hat einen wesentlichen Einfluss darauf, welche Ausstrahlung wir haben. Daher blicke ich bei meiner Suche nach dem wahren Strahlen stets auch auf die seelische Gesundheit. Ein freundlicher und wohlwollender Blick beginnt bei uns selbst – und zwar *auf uns selbst*. Selbstfreundlichkeit und Selbstfürsorge sind aus meiner persönlichen Erfahrung wichtige Grundelemente, wenn es darum geht, eine „gute" Ausstrahlung zu haben. Und ich weiß nicht, wie es dir geht, aber diese Selbstliebe aufzubringen, ist manchmal ziemlich schwer.

Mein Universum der Pflanzenheilkunde

Mit meiner Ausbildung zur Phytotherapeutin habe ich mir das Universum der Pflanzenheilkunde erschlossen. Das Wissen, welche unzähligen Gaben und Geschenke die Natur uns beschert, hat mir eine wahre Schatzkammer eröffnet, denn Kräuter und Blumen können einen riesigen Beitrag für unser Strahlen leisten. Sie können uns innen und außen nähren, pflegen, versorgen, reparieren und sogar heilen. Sie streicheln unsere Seele, sorgen für Kraft und Tonus, lindern Verletzungen und sind eine natürliche Basis für die tägliche Pflege von Haut und Haar. Aber sie sind für mich auch eine tiefe Quelle der Freude. Jedes Mal, wenn ich ein Heilpflänzchen entdecke oder eines, das ich angepflanzt habe, gedeiht, erfüllt mich das zutiefst.

Die Aloe vera wurde bereits von den alten Ägypter*innen für ihre heilsamen Eigenschaften als Hautwundermedizin verehrt. Mit der edlen Damaszenerrose lässt sich eine rekordverdächtig lange Hautpflegeliste anführen. Oder der betörende Jasmin: ein Ölbaumgewächs, das alles beruhigt, was mit ihm in Berührung kommt, egal ob Haut oder Gemüt. Wie sehr ich mich begeistern kann, wenn ich über die Ringelblume erzählen darf! Sie dient mir als Basis für meine selbst gemachte Heilsalbe, mein selbst angesetztes Ringelblumenöl oder als leberschützender und entzündungshemmender Tee. Und sie gedeiht dankenswerterweise prächtig in meinem Bauerngarten. Ein weiterer Liebling von mir: die Rosengeranie. Ich liebe sie nicht nur wegen ihrer verjüngenden Wirkung. Meine Kinosessel stelle ich im Garten für das tägliche Naturschauspiel der Nachtkerze auf, deren Öl auch von meiner Haut und meinen Nägeln oft sehnsüchtig erwartet wird.

Ich werde in diesem Buch über diese und viele andere dieser hochbegabten Pflanzen berichten und zeigen, dass in der Natur nicht nur gegen jede Krankheit ein Kraut gewachsen ist, sondern ganz viele dieser Pflanzen eben auch unser Strahlen unterstützen können.

Mein Zugang als Genießerin

Ich bin aber nicht nur Ärztin und Phytotherapeutin, sondern auch bekennende Genießerin. Ich esse gerne und gut und das trifft sich ebenfalls günstig mit meiner Mission „Strahlen", denn auf der Suche nach den dafür nötigen Nährstoffen tut sich ein weiteres Universum auf.

Kräuter und Blumen streicheln unsere Seele, sorgen für Kraft und Tonus, lindern Verletzungen …

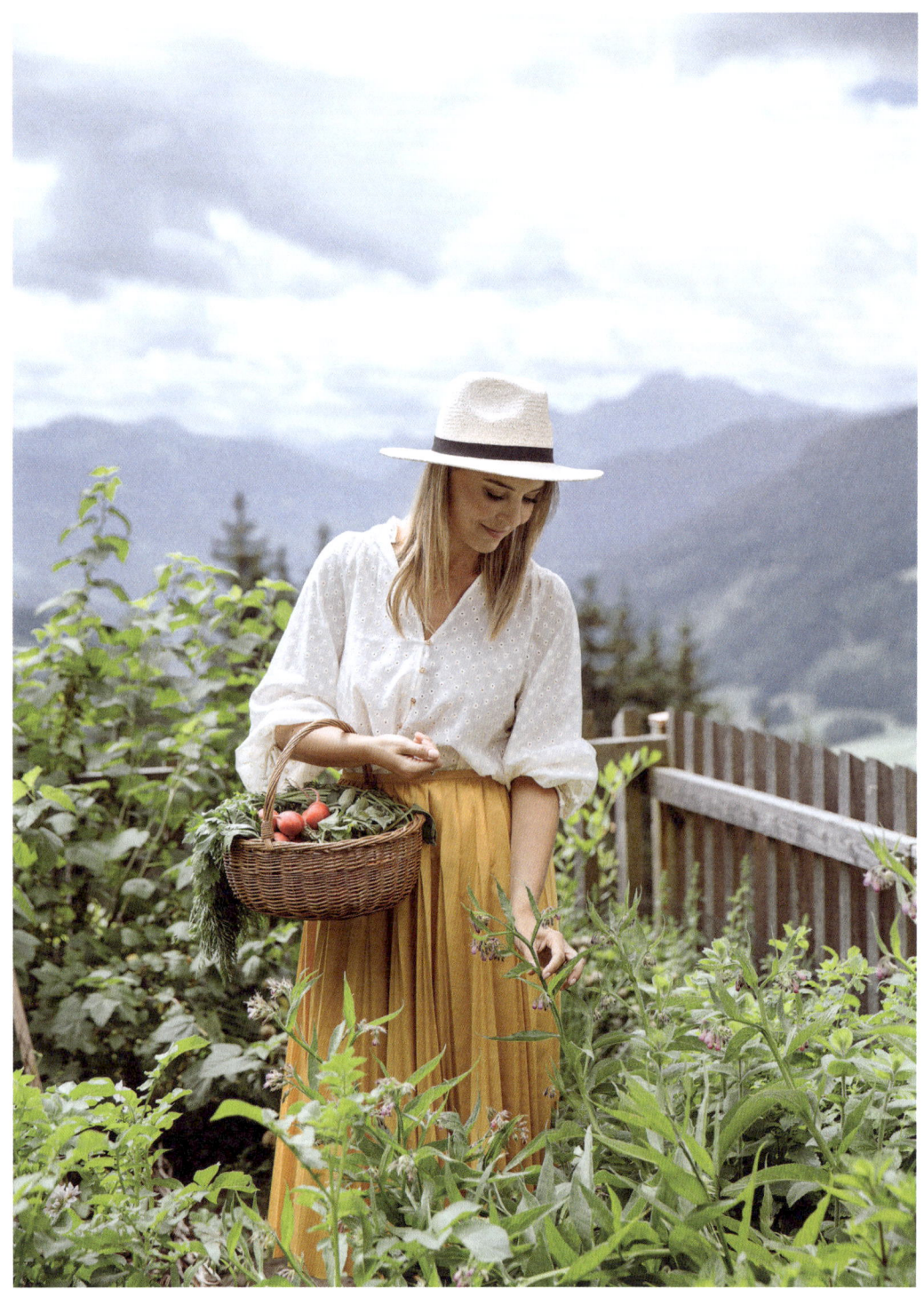

Wie du im Kapitel „Verwöhnen, nähren & pflegen" lesen wirst, lassen sich aus den nötigen Nährstoffen lange Zutatenlisten für deine täglichen Mahlzeiten ableiten.

So können wir unsere Haut mit einem gschmackigen Spinatsalat mit Wildkräuterweckerl, Kapuzinerkresse und Hühnerleber, einer Forelle mit Haferflockenbröseln und Topinambur-Chips oder mit Karottenkuchen mit Waldmeister-Obers verwöhnen, Lippen, Haare und Nägel mit einem exklusiven Flammkuchen mit Spargel, Portulak und Kurkuma stärken, unserer Haut mit einem deftigen Schweinsbraten mit Lauchserviettenknödeln, Sauerampfer und geschmortem Fenchel bei der Durchblutung helfen, den Wasserhaushalt unseres Gewebes mit einem arabischen Linsengericht ausgleichen, Falten mithilfe einer Vollkornreis-Bowl mit Leinsamenöl glätten oder Cellulitis und Dehnungsstreifen mit einem köstlichen Haferflocken-Porridge mit Mandeln und frischen Beeren wegessen. Denn die Rezepte in diesem Buch sind allesamt auf Basis jener Zutaten entwickelt, die uns gesundheitlich und mental beim Strahlen unterstützen.

Die Naturliebhaberin

Zwei meiner wesentlichsten Kraftquellen sind Bewegung und die Natur – am liebsten in der Kombination, also Bewegung in der Natur. Die Berge haben es mir ebenso angetan wie mein Garten. Daher werde ich auch darauf in diesem Buch Bezug nehmen und das Thema aus der Perspektive der Naturliebhaberin erschließen.

Und ich bin auch Mutter ...

Einen wesentlichen täglichen Beitrag zu meinem Strahlen leistet meine Familie. Als Mutter von zwei Kleinkindern weiß ich allerdings auch, dass im Familienalltag so manches zuweilen auf der Strecke bleibt, wie zum Beispiel das Vorhaben, die eigenen Bedürfnisse nicht aus dem Blick zu verlieren, oder der so wichtige gesunde Schlaf. Aber die Freude, die mich erfüllt, wenn ich mit meinen Kindern zusammen bin, bringt so viel Strahlen in mein Gemüt, dass die Gesamtbilanz davon gar keinen echten Schaden nehmen kann. Und nein: Jedes Kinderlächeln entschädigt einen trotzdem nicht für einen schlechten Tag.

Freundin des Humors, der Leichtigkeit und der Freude

Du wirst in diesem Buch viele Empfehlungen und Rezepte bekommen, die allesamt darauf ausgelegt sind, dein Strahlen zu optimieren. Eine Bitte habe ich dabei an dich: Nimm das alles nicht allzu ernst. Behalte dir deinen Humor und gehe es mit Leichtigkeit und spielerisch an. Meiner Erfahrung nach sind eine ordentliche Portion Unbeschwertheit, kindliche Leichtigkeit, Humor und der Spaß an der Freude die wichtigsten Zutaten für ein authentisches und lang anhaltendes Wohlbefinden. Wenn ich in das betagte Gesicht so mancher älteren Schönheiten blicke, sehe ich sofort, was uns trotz körperlicher Abbauprozesse nachhaltig schön macht: Unsere Lachfalten! Wenn in unserem Gesicht in fortgeschrittenem Alter die Spuren von Freude, Lachen und einer Gelassenheit und Leichtigkeit ablesbar sind, stehen die Zeichen gut, dass sich das Strahlen wirklich nachhaltig in unser Dasein integriert hat.

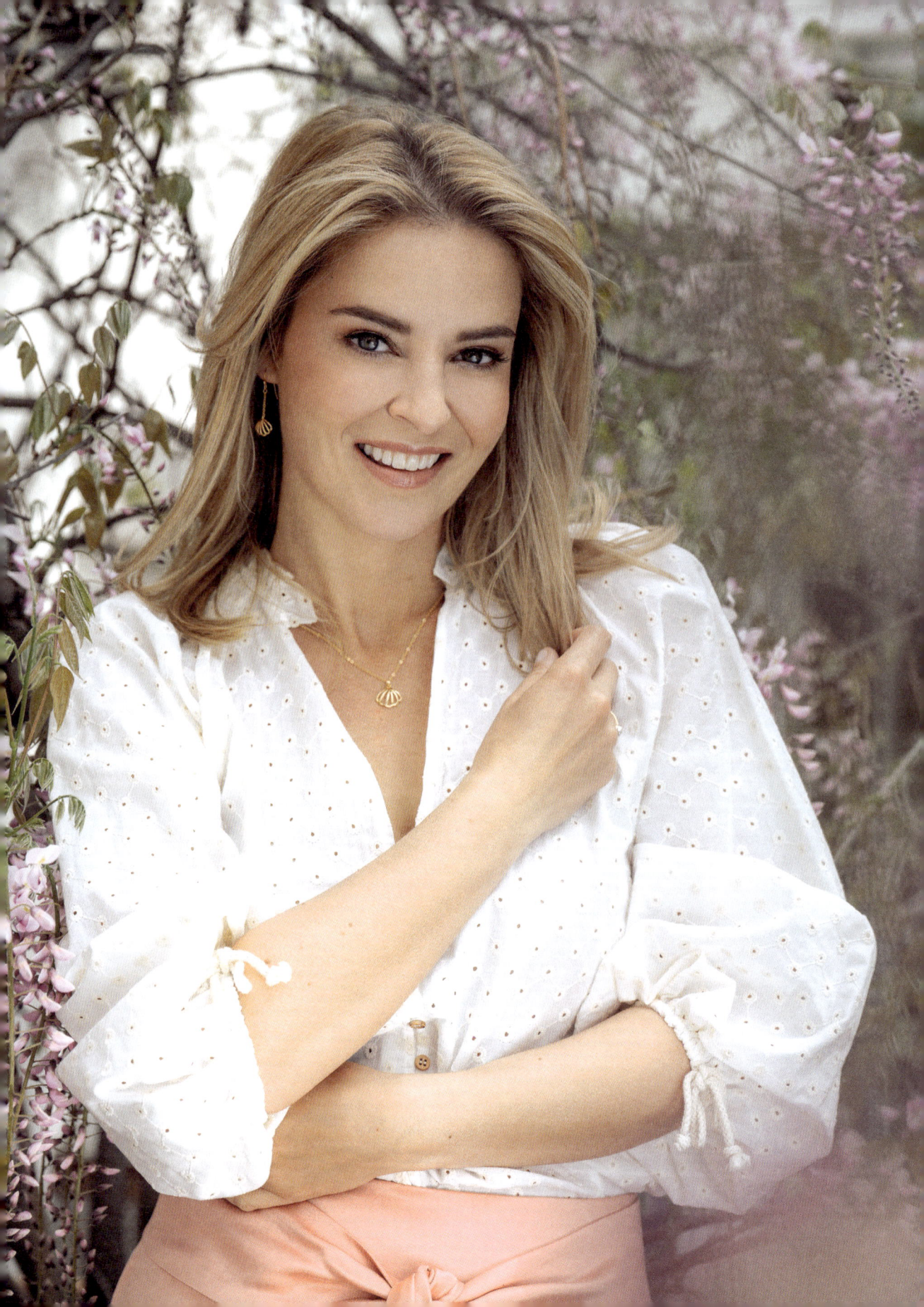

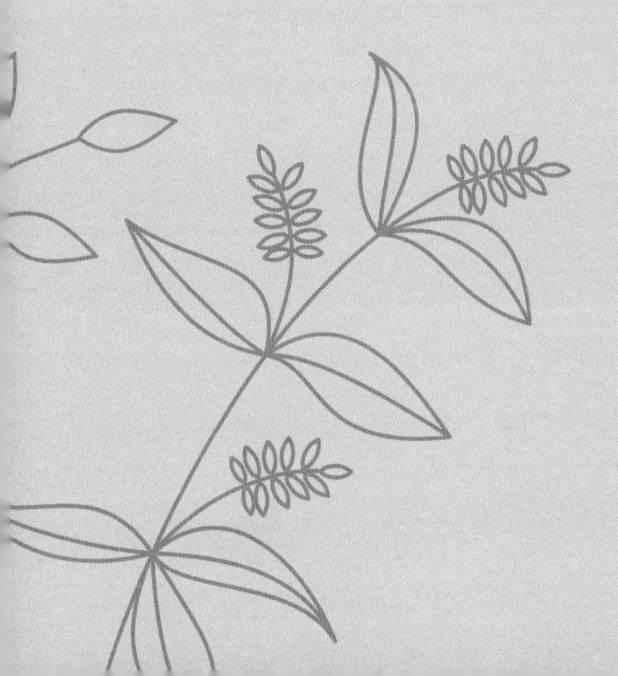

Verwöhnen, nähren & pflegen

Wenn wir unsere *Bedürfnisse* kennen und danach handeln, können wir uns auch *innerlich* zum Strahlen bringen.

Vitamine und andere Nährstoffe

Damit Haut, Haare und Nägel gesund und kräftig sind, benötigen sie spezielle *Nährstoffe.* In diesem Kapitel machen wir einen kurzen Ausflug in die Ernährungsmedizin und die Dermatologie und begeben uns auf die Spur jener Stoffe, die unserem Körper dabei helfen, unser *Äußeres strahlen* zu lassen.

Vitamine

Zuerst werfen wir einen Blick auf jene Vitamine, die für unsere Hautgesundheit eine besondere Rolle spielen. Das sind die Vitamine A, B, C, D und E.

VITAMIN A

Vitamin A ist ein fettlösliches Vitamin, das als Retinol, eine Fettsäure, ausschließlich in tierischen Produkten wie Milch, Käse, Fisch oder Leber enthalten ist. Die Vorstufe von Vitamin A ist das sogenannte Provitamin A. Es ist nur in Pflanzen wie Karotten und grünem Gemüse enthalten – und zwar in Form von Alphacarotin und Betacarotin. Diese Carotine werden im Körper in Vitamin A umgewandelt. Diese Umwandlung hängt eng mit unserem Fettstoffwechsel zusammen. Vitamin A wird in der Leber gespeichert und über das Blut in die Zellen transportiert. Es bindet sich an verschiedene Eiweißstoffe und wird in einen Farbstoff, das sogenannte „Sehpurpur", umgewandelt. Das Sehpurpur gibt den Sehstäbchen im Auge die Nervenimpulse, die an das Gehirn geleitet werden und uns das Sehen ermöglichen. Daher führt ein Vitamin-A-Mangel häufig zu Nachtblindheit.

Vitamin A regelt darüber hinaus das Wachstum unserer Zellen und bindet freie Radikale. Es wirkt antioxidativ und hält unsere Schleimhäute gesund. Damit hat es auch eine wichtige Funktion für unser Immunsystem, denn es stellt eine wirkungsvolle Barriere für Bakterien, Viren und Parasiten dar. Zudem spielt es eine wesentliche Rolle für die menschliche Fortpflanzung, sowohl bei Männern als auch bei Frauen. Bei Kindern stärkt es außerdem den Knochenaufbau.

Ein wichtiges Elixier für unsere Haut

Vitamin A ist für den Aufbau von Hautzellen und unsere Hautstruktur sowie deren Reparatur verantwortlich: Die oberste Schicht der Haut wird von sogenannten Korneozyten gebildet. Das sind Hornzellen. Vitamin A fördert die Bildung dieser Zellen und unterstützt damit den Regenerationsprozess der Haut. Es verbessert die Haut und macht sie damit sichtbar glatter. Außerdem trägt es zur Bildung von Keratin und Kollagen bei und stärkt damit die Hautelastizität. Es schützt unsere Zellen vor äußeren Stressfaktoren und reduziert die Talgproduktion der Gesichtshaut. Ausrei-

chend Vitamin A schützt vor Faltenbildung
und Hautschäden, die durch Sonneneinstrahlung entstehen.

Vitamin A aufnehmen

Der Tagesbedarf an Vitamin A liegt bei 1 mg
bei Männern und 0,8 mg bei Frauen. Schwangere haben einen erhöhten Bedarf von 1,1 bis
maximal 1,5 mg. Wenn wir uns ausgewogen er-
nähren, sind wir auch gut mit Vitamin A versorgt. Menschen, die Mischkost bevorzugen,
decken ihren Bedarf in der Regel durch tieri-
sche Produkte.

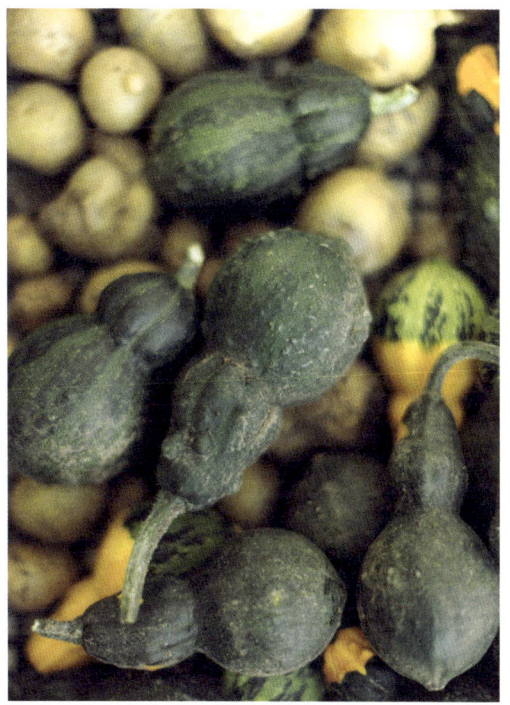

Zutaten für dein Strahlen
Retinol ist in Leber, Fleisch, Fisch, Eiern, Butter und tierischen Fetten enthalten. Die Vorstufe, das Betacarotin, finden wir jedoch auch
reichlich in gelben und orangenen Obst- und
Gemüsesorten wie Karotten, Kürbis, Marillen,
Mais und Süßkartoffeln, in roten Früchten wie
Tomaten, Melonen und Roten Rüben und in
grünem Gemüse wie Brokkoli, Spinat, Endivie,
Erbsen, Kohl oder Kresse. Den Tagesbedarf
deckt bereits ein kleines Glas Karottensaft
oder 100 g Spinat oder 10 g Leber.

Vitamin A richtig zubereiten

Wer beim Kochen und Zubereiten auf ein paar
Dinge achtet, sorgt für eine ausreichende Zufuhr von Betacarotin und Vitamin A. So ist
die Karotte beispielsweise ein guter Lieferant.
Leichter verfügbar als im Ganzen ist das Provitamin A allerdings, wenn die Karotte geraspelt
wird, allerdings sollte sie dann rasch verzehrt
werden, denn je länger sie liegt, umso weniger
ist noch an dem guten Stoff drinnen, da Retinol licht- und sauerstoffempfindlich ist. Mit
der Zugabe von ein paar Tropfen Öl sorgen wir
dafür, dass das fettlösliche Vitamin auch gut
aufgenommen werden kann.

B-VITAMINE

Es gibt acht B-Vitamine. Sie alle haben einen
wichtigen Einfluss auf unseren Stoffwechsel
und sind zentral für unsere Gesundheit und
unser Wohlbefinden. Einen Mangel an B-Vitaminen erkennt man besonders am äußeren Erscheinungsbild des Körpers. Er führt
zu eingerissenen Mundwinkeln, entzündeten
Lippen, fettigen Ekzemen im Gesicht, am Kopf
oder an den Ohren, Hautentzündungen, rauer
Haut, Haarausfall und brüchigen Nägeln.

Die B-Vitamin-Gruppe ist maßgeblich für
den Kohlenhydrat-, Fett- und Eiweißstoffwech-
sel verantwortlich. Auch unser Nervensystem,
die Energieversorgung unserer Nervenzellen
und unser Gehirn sind auf die B-Vitamine angewiesen. Auf unseren Wasserhaushalt haben
sie ebenfalls einen Einfluss. Eine Reihe von
Hormonen, die auch für unsere Stimmung

und unser psychisches Gleichgewicht sorgen, benötigen B-Vitamine, um im Körper gut wirken zu können. Nicht zuletzt profitieren unsere Verdauung, unsere Muskeln und Augen von den B-Vitaminen.

Vitamin B1

Vitamin B1 oder Thiamin ist wesentlich für unseren Nerven- und Kohlenhydratstoffwechsel, denn es steuert unser Wachstum und stärkt unsere Herzmuskulatur.

Der Tagesbedarf liegt bei 1 mg bei Frauen und bis 1,2 mg bei Männern. Stillende Mütter, Schwangere und Menschen, die viel Sport betreiben, haben einen erhöhten Bedarf. Wenn wir ausreichend Vitamin B1 zur Verfügung haben, ist unser Magensäurespiegel ausgeglichen und wir fühlen uns geistig frisch und wach. Zudem verleiht das Vitamin unserer Haut einen rosigen Teint. Ein Mangel zeigt sich durch Müdigkeit, Kopfschmerzen, Übelkeit bis hin zu Nervenschmerzen, Hautkribbeln, Gangstörungen oder sogar einer Herzinsuffizienz.

Zutaten für dein Strahlen
Enthalten ist Vitamin B1 in Leber, Schweinefleisch, Bohnen, Erbsen, Linsen, Pilzen, Spargel, Spinat, Sonnenblumenkernen, Weizenkeimen, Pistazien, Buchweizen und vollwertigem Getreide. Lange Lagerung, Hitze und Gefrieren zerstören das Vitamin. Die Aufnahme des Vitamins wird gehemmt durch Nikotin, Zucker, Alkohol und Koffein.

Vitamin B2

Vitamin B2 oder Riboflavin ist wesentlich für unseren Kohlenhydrat- und Fettstoffwechsel. Es reguliert den Ausstoß von Stresshormonen, beeinflusst unser Sehvermögen und spielt eine besondere Rolle für unser strahlendes Erscheinungsbild, denn es stärkt die Haut an den Lippen, Haare und Nägel.

Der Tagesbedarf liegt bei 1,2–1,4 mg und ist erhöht bei Schwangeren und Menschen, die gestresst sind oder viel Sport treiben.

Zutaten für dein Strahlen
Enthalten ist B2 in Leber und daraus hergestellten Produkten wie Leberwurst, in Eiern und Milchprodukten sowie in pflanzlichen Lebensmitteln wie Brokkoli, Pilzen, Spargel, vollwertigem Getreide und Mandeln, außerdem in Hefe.

Vitamin B3

Vitamin B3 oder Niacin spielt eine Rolle beim Stoffwechsel von Kohlenhydraten, Fett, Eiweiß und im Gehirn. Es reguliert den Cholesterinspiegel und unterstützt unsere Muskeln und den Magen-Darm-Trakt. Es hat einen Einfluss auf unsere Stimmungslage und die Qualität unseres Schlafs – ist also bedeutsam für unser Strahlen. Niacin unterstützt zudem unsere Haut bei der Sauerstoffversorgung und bei der Wundheilung.

Der Tagesbedarf liegt bei 13–16 mg, und wie bei allen Nährstoffen und Vitaminen gilt, dass der Bedarf bei werdenden Müttern und Stillenden erhöht ist.

Zutaten für dein Strahlen
Enthalten ist Vitamin B3 in Leber, aber auch in Fisch, Geflügel, Erdnüssen, Pilzen, Grünkohl und in Bierhefe.

Vitamin B5

Vitamin B5 oder Pantothensäure beeinflusst den Auf- und Abbau von Eiweiß, Fetten und Kohlenhydraten und hilft dem Körper bei der Energiegewinnung. Es sorgt für den Aufbau unseres Gewebes, insbesondere der Haut und der Schleimhäute, und ist wichtig für eine gute Durchblutung. Es hilft uns besonders in stressigen Zeiten und zahlreiche Studien haben gezeigt, dass es den Körper dabei unterstützen kann, den „schlechten" LDL-Cholesterin- und Triglyceridspiegel zu senken und gleichzeitig den „guten" HDL-Cholesterinwert zu erhöhen. Der Tagesbedarf liegt bei rund 6 mg.

Zutaten für dein Strahlen
Enthalten ist Vitamin B5 in Leber, Fisch, Milchprodukten, Weizenkleie, Sonnenblumenkernen, Walnüssen, vollwertigem Getreide, Avocado, Blumenkohl, Pilzen und Erdäpfeln. Damit wir das Vitamin gut im Darm aufnehmen können, ist Kalzium erforderlich; dieses findet sich zum Beispiel in Milch.

Vitamin B6
Vitamin B6 oder Pyridoxin ist für den Stoffwechsel von Eiweiß und Aminosäuren zuständig und sorgt dafür, dass Herz, Muskeln und Kreislauf funktionieren. Es produziert rote Blutkörperchen, hält das Gleichgewicht von Natrium und Kalium in unserem Körper aufrecht und spielt eine wichtige Rolle in unserem Wasserhaushalt und für unser Nervensystem. Zudem regelt Vitamin B6 den Zuckerspiegel und ist für unser Immunsystem und die Produktion von Glückshormonen relevant. Unser äußeres Erscheinungsbild profitiert von einem guten B6-Spiegel, der sich in kräftigem Haarwuchs und einer frischen Hautfarbe zeigt. Das Vitamin sorgt zudem dafür, dass die Haut ausreichend Feuchtigkeit erhält.

Der Bedarf liegt bei 1,2–1,5 mg pro Tag, mehr brauchen stark gestresste Menschen, Frauen im Wechsel, um Osteoporose entgegenzuwirken, Frauen, die die Antibabypille nehmen, Menschen mit Diabetes sowie Schwangere.

Zutaten für dein Strahlen
Eine gute Quelle für Vitamin B6 ist Putenbrust, Rinderfilet, Fisch wie Lachs oder Hering, vollwertiges Getreide, Walnüsse, Cashewkerne, Linsen und grünes Gemüse.

Vitamin B7
Vitamin B7 oder Biotin wird auch manchmal als Vitamin H bezeichnet. Es ist wichtig für die Energieversorgung von Gehirn und Nervenzellen und spielt ebenfalls im Fett- und Kohlenhydratstoffwechsel eine Rolle. Zudem sorgt es für schöne Haut und Nägel und fördert das Wachstum der Haare. Es ist also ein zentrales Element unserer Mission! Die empfohlene Tagesmenge wird mit 30–60 µg angegeben – allerdings ist sie davon abhängig, in welchem Zustand sich unsere Darmflora befindet, denn in einem gesunden Darm können Darmbakterien Vitamin B7 selbst herstellen.

Zutaten für dein Strahlen
Enthalten ist Vitamin B7 in Algen wie Chlorella, in Haferflocken, Erdnüssen, Mandeln, vollwertigem Getreide, Avocado, Spinat und Hefe.

Vitamin B9
Vitamin B9 oder Folsäure spielt eine wesentliche Rolle für die Zellteilung und Neubildung unserer Zellen und ist maßgeblich am Eisen- und Vitamin-B12-Stoffwechsel beteiligt. Folsäure ist essenziell für eine gesunde Entwicklung des Babys im Mutterleib. Es ist außerdem wichtig für die Produktion roter Blutkörperchen und wesentlich an der Gehirn- und Nerventätigkeit beteiligt. Auch unsere Glückshormone brauchen Folsäure. Unserer Haut wiederum beschert es ein gesundes Zellwachstum und einen rosigen Teint.

Der Tagesbedarf liegt bei rund 300 µg, mehr davon brauchen Kinder in der Wachs-

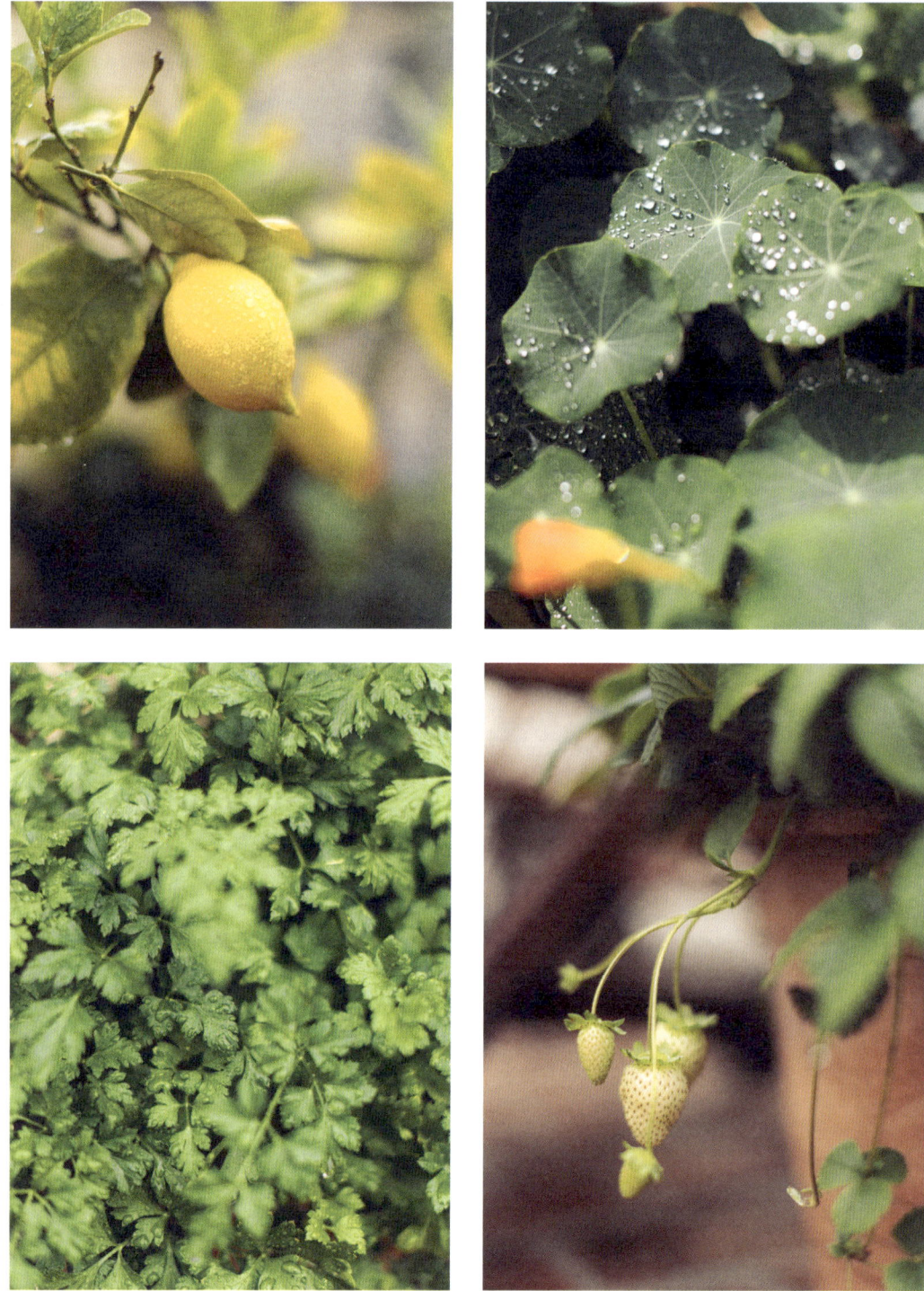

tumsphase, Schwangere, Frauen, die die Anti-babypille nehmen, und Menschen mit chronischen Darmerkrankungen.

Zutaten für dein Strahlen

Enthalten ist Vitamin B9 in Leber, Eigelb, Weizenkeimen, Walnüssen, Hülsenfrüchten, Kichererbsen, Fenchel, Chinakohl, Spinat, Kohl, Endivie, Brokkoli und Linsen.

Vitamin B12

Vitamin B12 oder Kobalamin gehört zu den am meisten diskutierten Vitaminen, wenn es um die Versorgung von vegan lebenden Menschen geht. Es spielt eine zentrale Rolle beim Strahlen von innen, denn es unterstützt die Produktion von Glückshormonen wie Serotonin und Dopamin. Zudem ist B12 an der Bildung von roten Blutkörperchen beteiligt und bei der Speicherung der genetischen Information in den Zellen. Es ist wesentlich für Gehirn und Nerven, Muskeln und den Fettstoffwechsel. Unsere Haut unterstützt es bei der Sauerstoffversorgung und es beschert uns ein frisches Hautbild. Empfohlen werden 4 µg täglich, etwas mehr für Schwangere.

Zutaten für dein Strahlen

Enthalten ist Vitamin B12 in Leber, in Fisch wie etwa Sardellen, in Austern, Fleisch, Eigelb und Milchprodukten und in sehr geringen Mengen auch in Algen, Pilzen und fermentierten Produkten wie Sauerkraut oder Miso. Veganer*innen wird empfohlen, Vitamin B12 unbedingt zusätzlich mit Nahrungsergänzungsmitteln aufzunehmen, da die Mengen in den oben genannten pflanzlichen Quellen nicht ausreichend zu sein scheinen.

VITAMIN C

Vitamin C oder Ascorbinsäure ist wohl das bekannteste Vitamin. Es ist wasserlöslich und spielt eine zentrale Rolle für unser Immunsystem und unsere Abwehrkraft. Vitamin C wirkt als Antioxidans, es schützt den Körper somit vor zellschädigenden Stoffen. Es spielt außerdem eine zentrale Rolle bei der Bildung von Kollagen, das unser Bindegewebe stärkt und festigt und für den Aufbau von Knochen, Knorpel und Zähnen benötigt wird. Wir brauchen Vitamin C zudem für einen gesunden Hormonhaushalt und einen funktionierenden Zellstoffwechsel. Zudem fördert es die Wundheilung. Eine wesentliche Rolle spielt es bei der Aufnahme und Verwertung von Eisen aus pflanzlichen Lebensmitteln.

Der tägliche Bedarf wird mit 100 mg angegeben, Schwangere und Menschen, die rauchen, haben einen höheren Bedarf. Ein Vitamin-C-Mangel zeigt sich durch Leistungsabfall, Müdigkeit, Zahnfleischbluten, gestörte Wundheilung und schuppige, trockene Haut.

Zutaten für dein Strahlen

Viel Vitamin C findet sich in schwarzen Johannisbeeren, Sanddornfrüchten, Koriander, Hagebutten, Brokkoli, Sauerkraut, Erdbeeren, Gojibeeren, Grünkohl, Paprika, Kohlsprossen, Spinat und Zitrusfrüchten.

VITAMIN E

Vitamin E hat eine antioxidative Wirkung, das heißt, es schützt uns vor freien Radikalen. Das sind aggressive Sauerstoffverbindungen, die bei Stoffwechselvorgängen, aber auch durch zu viel UV-Strahlung oder beim Rauchen entstehen und unsere Zellen schädigen können.

Außerdem wirkt Vitamin E gegen Entzündungen und ist eine gute Prophylaxe gegen Arteriosklerose, also der Verkalkung unserer Arterien. Für unsere Hirngesundheit spielt es ebenso eine bedeutende Rolle, denn es ist gut für unser Gedächtnis und unser Erinnerungsvermögen.

Vitamin E ist fettlöslich und kann gut und tief in die Haut eindringen und dort gespeichert werden. Es glättet Falten, erhöht die Widerstandskraft unserer Haut, schützt uns vor schädlichen UV-Strahlen und vorzeitiger Hautalterung, verbessert die Wundheilung und hemmt Entzündungen der Haut. Vitamin E ist daher auch Standardzutat in vielen kosmetischen Produkten.

Zutaten für dein Strahlen
Enthalten ist Vitamin E in Avocados, Nüssen, Oliven, Olivenöl, Pfirsichen, Heidelbeeren, Spinat, Sonnenblumenkernen und Tomaten.

Mineralstoffe, Spurenelemente und Fettsäuren

Neben den genannten Vitaminen helfen uns auch Spurenelemente und Fettsäuren, unser Strahlen zu nähren und zu pflegen. Allen voran Silizium, Zink und Omega-3-Fettsäuren.

SILIZIUM

Silizium ist einer der wichtigsten Mikronährstoffe für die Gesundheit von Haut, Haaren und Nägeln. Er stabilisiert das Keratin in der Haut, das ein wesentlicher Bestandteil der Hautbarriere ist. Silizium – auch Kieselsäure genannt – festigt Haut, Haare und Nägel und verdickt den Haarschaft. Knochen, Knorpeln, Sehnen und Bändern verleiht es elastische Stabilität. Eine wesentliche Rolle spielt der Mineralstoff für unser Bindegewebe. Silizium beeinflusst das Ausmaß unserer Falten. Ein Mangel an Silizium ist für die Entstehung von Cellulitis und Dehnungsstreifen verantwortlich.

Silizium versorgt außerdem die Zellen mit Nährstoffen und entsorgt Zellgifte. Als wichtiger Wasserspeicher reguliert es unseren Wasserhaushalt mit. Indem es Feuchtigkeit bindet, sorgt es auch für die Elastizität der Haut und des Bindegewebes und lässt unsere Haut prall erscheinen. Auch das Haarvolumen kann ein satter Siliziumspiegel erhöhen. Man kann Silizium guten Gewissens eine wahre Anti-Aging-Kraft nachsagen, denn es erhöht die Produktion von Elastin, das für die Elastizität der Haut sowie die Biegsamkeit und Spannkraft von Haaren und Knochen verantwortlich ist.

Wenn unser Körper zu wenig Silizium aufnimmt, altert unsere Haut frühzeitig und unsere Bänder und Sehnen werden schwach. Die Folge können degenerative Veränderungen der Gelenke und Arthrosen sein. Auch Osteoporose kann man mit Silizium vorbeugen. Denn der Mineralstoff hilft bei der Knochenbildung, indem er die Einlagerung von Kalzium in die Knochen beschleunigt. Je älter wir werden, desto geringer ist der Silizium-Spiegel im Körper, weshalb eine ausreichende Zufuhr mit zunehmendem Alter umso wichtiger ist.

Damit unser Körper Silizium aufnehmen kann, müssen die Magensäure und bestimmte Enzyme im Magen-Darm-Trakt die siliziumhaltige Kieselsäure lösen. Einige Expert*innen vermuten, dass nur etwa vier Prozent des Siliziums, das in Lebensmitteln enthalten ist, im Körper ankommen. Dieser Wert variiert je nach Ballaststoffgehalt der Nahrung, Geschlecht, Alter und dem Zustand der Bauchspeicheldrüse. Dementsprechend wird eine tägliche Aufnahme von 5–20 mg empfohlen.

Zutaten für dein Strahlen
Viel Silizium finden wir in grünen Bohnen und in vollwertigem Getreide. Gute Quellen sind zudem Hirse, Braunhirse, Hafer, Gerste und Kartoffeln.
Den größten Siliziumgehalt hat Schachtelhalm. Um ausreichend Silizium aus der Pflanze zu lösen, bereitest du am besten ein Mazerationsdekokt zu. Dazu den Schachtelhalm über

Nacht in Wasser einweichen und anschließend 10–30 Minuten lang kochen. Anschließend absiehen und 1-2 Tassen über den Tag verteilt als Tee trinken.

Auch die Brennnessel hat einen nennenswerten Siliziumgehalt. Brennnessel lässt sich zum Beispiel gut als Suppe zubereiten.

ZINK

Zink ist ein weit verbreitetes Spurenelement in unserem Körper. Es unterstützt 300 Enzyme bei ihrer Arbeit und spielt dabei eine wichtige Rolle bei vielen Stoffwechselvorgängen. Zur Hautgesundheit trägt es bei, indem es den Körper bei der Eiweißproduktion sowie der Zellteilung der Haut unterstützt. Zink ist am Verhornungsprozess der Haut sowie am Aufbau der Schutzbarriere beteiligt und festigt das Haar. Es wirkt gegen Hautunreinheiten, reguliert den Fettgehalt der Haut und verhindert Rötungen. Als wirksames Antioxidans hilft es gegen Hautentzündungen und Akne. Auch unsere Haare freuen sich über eine Extraportion Zink, die dazu beiträgt, dass weniger Haare ausfallen.

Ein Zinkmangel wirkt sich stark auf unsere Haut aus, vor allem an Körperöffnungen wie Mund oder Nasenlöchern. Haarausfall, brüchige Nägel, Ekzeme, eingerissene Mundwinkel, Aphthen, Warzen und Fußpilz können einen Zinkmangel anzeigen.

Bei gesunden Frauen liegt der tägliche Zinkbedarf laut der Deutschen Gesellschaft für Ernährung bei 7 mg, Männer sollten 10 mg Zink pro Tag zu sich nehmen. Diabetiker*innen haben ein besonders hohes Risiko, an einem Zinkmangel zu leiden, und sollten im Bedarfsfall Zink als Nahrungsergänzungsmittel zu sich nehmen.

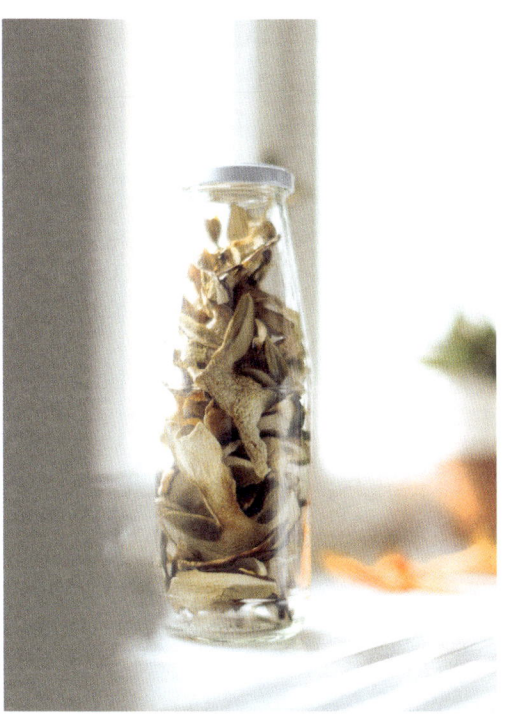

Zutaten für dein Strahlen

Zink ist in tierischen Produkten wie Innereien, Muskelfleisch, Fisch, Schalentieren, Milch, Käse und Eiern enthalten. Auch Paranüsse, Chiasamen, Kichererbsen, Mais, Kürbiskerne, Pilze, Spinat, Quinoa, Walnüsse und Vollkorngetreide haben einen hohen Zinkgehalt.

EISEN

Eisen ist ein wichtiger Mineralstoff, der unseren Körper beim Sauerstofftransport und der Bildung roter Blutkörperchen, den sogenannten Erythrozyten, unterstützt. Zusammen mit Vitamin C kann der Körper Eisen besser aufnehmen. Eisen kräftigt unsere Haare, stärkt Nägel und Bindegewebe und beugt eingerissenen Mundwinkeln vor. Frauen, die ihre Periode haben, sind aufgrund des monatlichen Blutverlusts besonders gefährdet, einen Eisenmangel zu entwickeln, und sollten daher ihren Eisenspiegel regelmäßig kontrollieren lassen. Ebenso sollten Kaffee- und Teetrinker*innen dies tun, denn Kaffee, Grüntee und Schwarztee können die Eisenaufnahme aus dem Darm behindern. Beim Konsum dieser Getränke scheint jedoch das richtige Timing von Bedeutung zu sein, wie eine Forschergruppe herausgefunden hat. Wird Kaffee rund eine Stunde vor einer Mahlzeit getrunken, beeinträchtigt dies die Eisenaufnahme nicht. Wird er allerdings nach der Mahlzeit oder direkt zum Essen getrunken, reduziert dies die Eisenaufnahme im Körper stark.

Zutaten für dein Strahlen
Viel Eisen findet sich in tierischen Produkten wie Leber, Fleisch und Eiern sowie in Eierschwammerln, Kräutern, Hirse, Sesamsamen, Hülsenfrüchten, Leinsamen, Kakao, Hafer, Hanfsamen, Linsen, Petersilie, Walnüssen und Wassermelonen.

KUPFER

Das Spurenelement Kupfer sorgt dafür, dass Eisen zu Blutfarbstoff wird. Außerdem ist Kupfer wichtig für unser Immunsystem, unsere Knochen, Blutgefäße und Nerven. Auch für die Pigmentierung von Haut, Haaren und Nägeln spielt es eine wichtige Rolle.

Zutaten für dein Strahlen
Marillen, Cashews, Kichererbsen, Gojibeeren, grünes Blattgemüse, Kartoffeln, Kürbiskerne, Kokos und Linsen sind gute Kupferlieferanten.

SELEN

Das Spurenelement Selen hat eine starke antioxidative Wirkung und eine wichtige zellschützende Funktion – besonders für Haut, Haare und Nägel. Es spielt eine wichtige Rolle bei unserer Immunabwehr, bei der Bindung von Schwermetallen im Körper und der Bildung von Schilddrüsenhormonen.

Zutaten für dein Strahlen
Selen ist in Paranuss, Kokosnuss, Brokkoli, Weißkohl, Zwiebeln, Knoblauch, Pilzen, Spargel und Linsen enthalten. Fleischesser laufen weniger Gefahr, zu geringe Mengen aufzunehmen.

MAGNESIUM

Magnesium ist ein stark entzündungshemmendes Mineral, das unserer Haut besonders bei Hautrötungen wie Rosacea oder Akne gute Dienste erweisen kann. Es wirkt beruhigend und ausgleichend und tut besonders der trockenen Haut gut. Magnesium wirkt antioxidativ, hilft der Haut, ihre Spannkraft aufrechtzuerhalten, und spielt eine Schlüsselrolle beim Strahlen von innen, da es entspannend und entkrampfend wirkt.

Zutaten für dein Strahlen
Magnesium ist in grünem Blattgemüse, Nüssen, Haferflocken und vollwertigem Getreide enthalten.

OMEGA-3-FETTSÄUREN

Omega-3-Fettsäuren sind mehrfach ungesättigte Fettsäuren und Grundpfeiler unserer Gesundheit. Sie spielen eine wichtige Rolle in unserem Stoffwechsel und sind Bausteine unserer Zellmembranen. Sie halten die Hüllen unserer Zellen geschmeidig und werden für die Produktion von Gewebshormonen benötigt. Aktuelle Studien bestätigen, dass sie unsere Immunabwehr stärken und antientzündlich wirken. Und das kommt nicht nur unserer Haut zugute, sondern auch unserem Gehirn und unserem Herzen.

Drei Omega-3-Fettsäuren sind für uns besonders wichtig: Alpha-Linolensäure (ALA),

Docosahexaensäure (DHA) und Eicosapentaensäure (EPA). Die Alpha-Linolensäure zählt zu den essenziellen Fettsäuren. Das bedeutet, dass wir sie nicht selbst herstellen können und daher auf die Zufuhr von außen angewiesen sind. Docosahexaensäure und Eicosapentaensäure kann der Körper selbst in geringen Mengen aus Alpha-Linolensäure herstellen.

Zutaten für dein Strahlen

Alpha-Linolensäure ist in pflanzlichen Lebensmitteln enthalten, allen voran Leinöl, Walnüsse, Walnussöl, Hanf, Hanföl und Rapsöl. Docosahexaensäure und Eicosapentaensäure sind vor allem in fetten Kaltwasser-Meeresfischen enthalten (Lachs, Hering, Makrele, Sardelle), aber auch in heimischem Fisch wie Karpfen oder Forelle findet man sie, wenn auch in geringeren Mengen. In größeren Mengen kommen sie in kleinen Krebstieren aus kalten Gewässern (Krill) sowie in Mikroalgen wie Spirulina, Chlorella oder Schizochytrium vor. Aus ihnen werden vor allem Nahrungsergänzungsmittel hergestellt.

Damit der Körper Omega-3-Fettsäuren gut aufnehmen kann, sollten wir nicht zu viel Omega-6-Fettsäuren zu uns nehmen. Diese sind in Sonnenblumenöl, Distelöl und in hoch verarbeiteten Lebensmitteln zu finden. Meist enthält unsere Nahrung 10- bis 20-mal so viel Omega-6- wie Omega-3-Fettsäuren. Das optimale Verhältnis beträgt jedoch 1:3 bis 1:5.

Sekundäre Pflanzenstoffe

Auch sogenannte sekundäre Pflanzenstoffe wie die Gruppe der Flavonoide und Polyphenole haben einiges zu bieten für unser Strahlen.

FLAVONOIDE

Zur Gruppe der Flavonoide gehören die Anthozyane. Das sind wasserlösliche Pflanzenfarbstoffe. Sie sind für die intensive rote, blaue oder violette Färbung von Blüten wie beispielsweise Malven verantwortlich. Anthozyane schützen unsere Haut vor Faltenbildung und machen sie elastisch. Zu den Flavonoiden gehören auch Gingerol und Kaempferol. Dies sind entzündungshemmende Stoffe, die der Hautalterung entgegenwirken können.

Zutaten für dein Strahlen

Flavonoide sind in Aroniabeeren, Kirschen, Preiselbeeren, Zwetschgen, Auberginen, Trauben, Heidelbeeren, Rotkraut, Fenchel, Ingwer und Endivie enthalten.

POLYPHENOLE

Polyphenole befinden sich in den äußeren Schichten von Obst, Gemüse und Getreide. Sie haben zahlreiche positive Effekte auf unsere Gesundheit. Unter anderem wirken sie antioxidativ und schützen die Zellen.

Ein besonders wirksames Polyphenol für unser Strahlen ist Resveratrol. Es aktiviert Enzyme, die die Haut reparieren, und schützt damit vor Hautschädigungen. Daher gilt es als wirksamer Anti-Aging-Stoff.

Zutaten für dein Strahlen

Enthalten ist Resveratrol in Himbeeren, Maulbeeren, Pflaumen, roten Weintrauben und im Rotwein. Bei Letzterem aber gilt: Bitte nur in moderaten Mengen genießen.

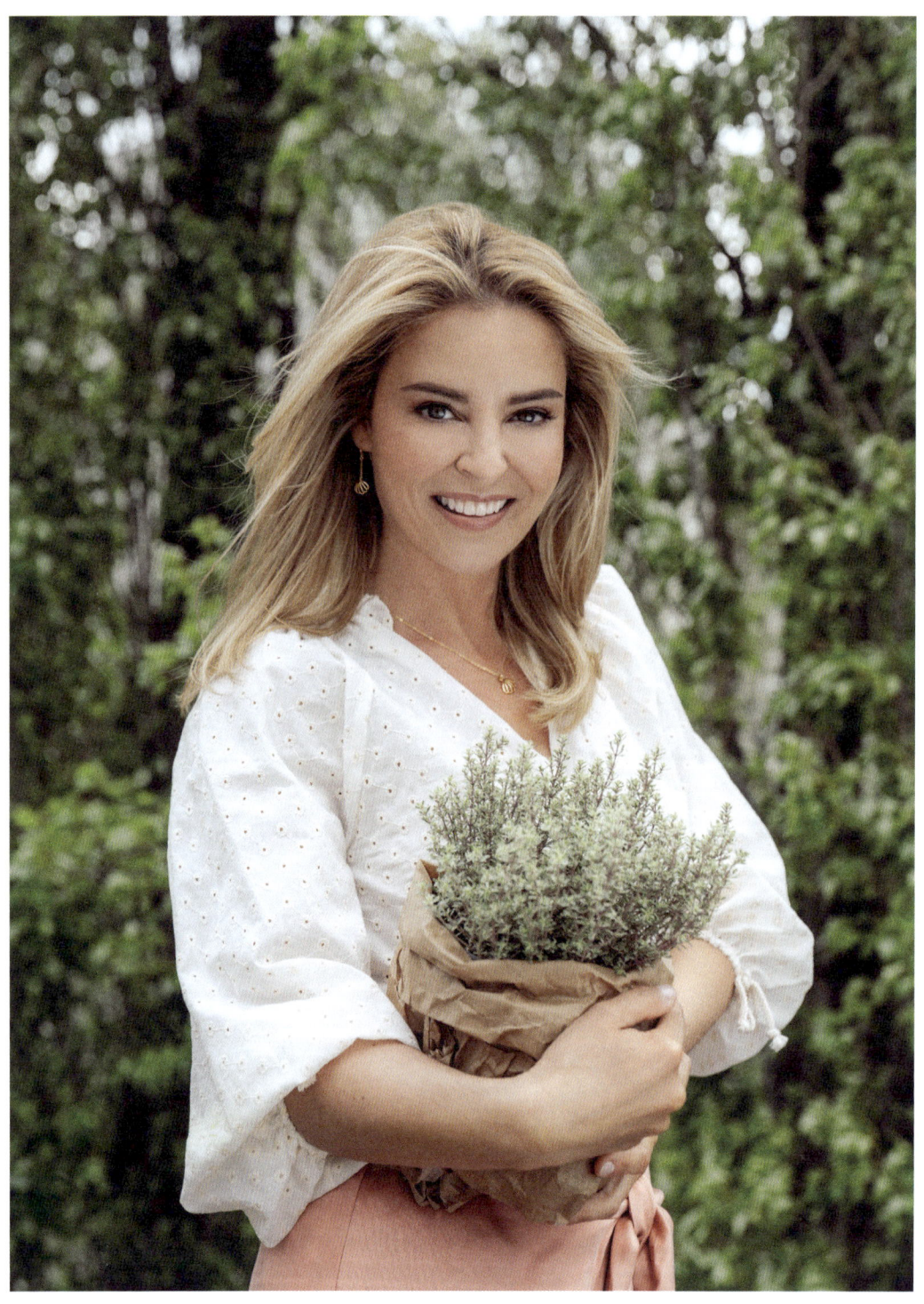

Kräuter und *Blumen* können
einen riesigen Beitrag für
unser Strahlen leisten! Sie können
uns innen und außen *nähren*,
pflegen, versorgen, reparieren
und sogar *heilen*.

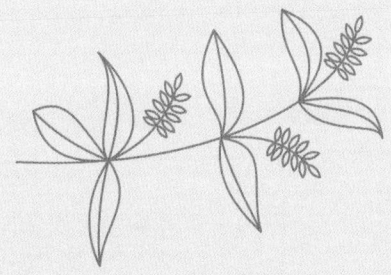

Mit Kräutern
und Blumen verwöhnen

Ich habe in der Einleitung schon geschwärmt, wie sehr mich *Kräuter und Blumen* allein wegen ihrer Schönheit zum Strahlen bringen. Im nun folgenden Abschnitt möchte ich dir einige dieser *Heilpflanzen* und *Schönheitselixiere* vorstellen.

Aloe vera

Aloe vera oder *Aloe barbadensis Miller*

Aloe vera zählt zu den wichtigsten Heilpflanzen und ist aus der Naturkosmetik nicht wegzudenken. Sie gilt als wahre Wunderwaffe für einen strahlenden Teint. Schon die alten Ägypter*innen schätzten sie und gaben ihr den Namen „Pflanze der Unsterblichkeit". Weil Aloe vera als besonders wertvoll und heilsam galt, wurde sie sogar den Pharaonen als Grabbeigabe mit auf ihre letzte Reise gegeben. Schon Nofretete und Cleopatra nutzten Aloe vera, um ihre Haut von innen und von außen zu stärken. Denn Aloe vera wird sowohl für die innere Anwendung als Gesundheitselixier zum Trinken als auch zur äußeren Behandlung verwendet. Sie macht schön, stärkt unser Immunsystem und ist zudem eine Wohltat für unsere Darmbakterien.

Am wirkungsvollsten ist das Gel aus dem Inneren der Blätter, wenn es direkt gewonnen und möglichst wenig verarbeitet wird. In diesem Gel stecken rund 200 Vitalstoffe, darunter hochwertige Aminosäuren, Vitamine und sekundäre Pflanzenstoffe. Ein spezielles Zuckermolekül namens Aloverose, auch als Acemannan bekannt, ist hauptsächlich für die heilende und regenerierende Wirkung verantwortlich.

HAUTWUNDER

Die in der Aloe vera enthaltenen Enzyme sorgen für Elastizität und ein gleichmäßiges Hautbild und helfen bei der Genesung der Epidermis, unserer Oberhaut. Auf Wunden aufgetragen vermindern sie die Narbenbildung. Das Gel wirkt kühlend und heilend. Die enthaltenen Stoffe beruhigen außerdem die Haut und wirken Entzündungen entgegen. Daher wird die Heilpflanze auch bei Neurodermitis, Schuppenflechte und Hautekzemen gerne angewendet. Sie reinigt fettige Haut, die zu Akne und Pickeln neigt, und wirkt klärend.

Das Gel aus den prallen Blättern sowie der Saft der Pflanze schenken der Haut Feuchtigkeit und wirken gegen Faltenbildung. Aloe vera wird deshalb auch gerne als Jungbrunnen für die Haut angepriesen und in vielen Kosmetika verarbeitet. Auch gegen Fieberblasen und Insektenstiche ist das Hautwunder wirksam.

Eine indische Forschergruppe konnte zeigen, dass Aloe vera eine heilende und schmerzlindernde Wirkung bei oberflächlichen Hautverletzungen und anderen Wunden hat. Die heilenden Eigenschaften werden in dieser Studie auf den Inhaltsstoff Glucomannan zurückgeführt. Dieser Stoff fördert das Wachstum der Fibroplasten, indem er die Vermehrung dieser Zellen aktiviert. Dies erhöht die Kollagenproduktion und verbessert die Wundheilung.

EFFEKTIVER BRANDLÖSCHER

Eine besondere Wohltat ist das Gel, wenn es äußerlich auf Verbrennungen der Haut oder Sonnenbrand aufgetragen wird. Es kühlt und erfrischt die Haut und kann als wirksame SOS-Maßnahme rasche Linderung schaffen. Dabei wird das Gel am besten direkt aus der Pflanze auf die Haut aufgebracht. Eine wissenschaftli-

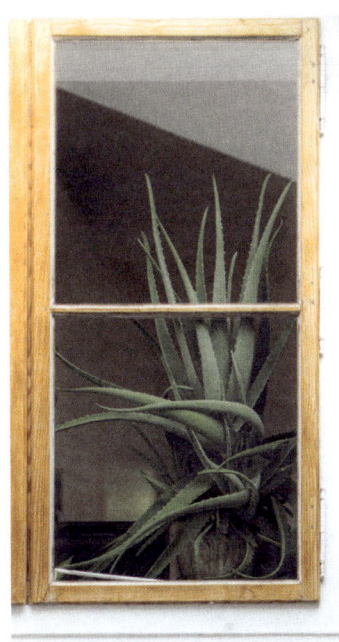

che Studie an der iranischen Mazandaran University of Medical Sciences konnte sogar zeigen, dass Aloe vera bei Verbrennungen besser wirkt als der synthetische Wirkstoff Silbersulfadiazin, der üblicherweise Mittel der Wahl bei Brandverletzungen ist.

RASIERMITTEL

Ein natürlich enthaltener antibakterieller Wirkstoff macht Aloe vera beliebt als Inhaltsstoff in Rasierschaum, um dem Einwachsen von Barthaaren in die Haut vorzubeugen. Männer können das Gel aber einfach auch pur als Aftershave auftragen. Es beruhigt irritierte Haut und unterstützt die Heilung von Schnitten während der Rasur.

HEILSAM FÜR HAARE UND ZAHNFLEISCH

Auch Haare und Kopfhaut freuen sich über Aloe vera. Die enthaltene Salicylsäure wirkt gegen Schuppen, beruhigt Ekzeme und lindert Juckreiz. Mit Aloe-vera-Saft zu gurgeln ist heilsam bei Zahnfleischentzündungen, entzündeten Mundwinkeln, Aphthen und Geschwüren im Mund. Aus Aloe-vera-Pulver kannst du sogar deine eigene Zahncreme herstellen. Frisches Gel kannst du direkt auf schmerzende Stellen im Mund auftragen.

INNERLICHE ANWENDUNG

Das Blatt der Aloe vera besteht aus drei Elementen: Der Rinde, dem Saft und dem Mark oder Gel der Pflanze. Der Saft befindet sich zwischen der Blattrinde und dem Mark. Er ist bitter und schützt die Pflanze vor Fressfeinden. Das transparente Gel dient der Pflanze als Feuchtigkeits- und Nährstoffspeicher. Wenn du Aloe vera innerlich anwenden möchtest, solltest du nur das Gel, aber nicht den Saft verwenden. Der bittere Saft wirkt stark abführend und sollte nicht in großen

Mengen oder regelmäßig getrunken werden. Schwangere sollten Aloe-vera-Saft nicht zu sich nehmen, denn er kann frühzeitige Wehen auslösen.

Das Gel hingegen ist besonders gesundheitsfördernd und hat keine Nebenwirkungen. Es enthält Aloverose, die unsere Darmgesundheit unterstützt. Chilenische und portugiesische Forscher konnten eine besonders positive Wirkung auf unsere förderlichen Darmbakterien, die Bifidus-Bakterien, nachweisen. Eine Studie über Helicobacter pylori konnte zeigen, dass mit Aloe-vera-Gel auch entzündliche Krankheiten wie zum Beispiel eine Entzündung der Magenschleimhaut wirksam behandelt werden können.

WUNDERCOCKTAIL FÜR IMMUNSYSTEM UND HAUT

Darüber hinaus enthält Aloe vera Provitamin A, die Vitamine B1, B2, B6 und B12, Vitamin C und E, Eisen, Kalzium, Selen, Zink, Kalium und Magnesium, die für unsere Hautgesundheit sowie unser Immunsystem wichtig sind.

Rosen

Es kommt nicht von ungefähr, dass die Rose die Königin der Blumen genannt wird. Schon beim Anblick der symbolträchtigen und märchenumwobenen Blüten regt sich etwas in unserem Inneren. Komme ich an einem blühenden Rosenstrauch vorbei, kann ich gar nicht anders, als meine Nase in eine ihrer Blüten zu stecken. Die Wirkung folgt auf den Fuß: Sofort zaubert mir ihr Duft ein Lächeln ins Gesicht.

Übrigens...

Eine besondere Gruppe unter den Rosen sind die sogenannten Damaszener-Rosen. Die Zuchtform wird zu den sogenannten Alten Rosen gezählt und weist einen besonders intensiven, schweren und betörenden Duft auf. Damaszener-Rosen waren bereits in der Antike bekannt und wurden vor allem in Kleinasien kultiviert. Vermutlich sind sie aus einer Kreuzung der *Rosa gallica* (Essigrose) und einer anderen Wildrosenart entstanden. Die Damaszener-Rose wird heute vor allem in Bulgarien, in Pakistan, der Türkei, in Indien und Usbekistan sowie im Iran und in China angebaut. Sie wird großteils für die Herstellung von Kosmetik verwendet.

ÄTHERISCHES ROSENÖL UND ROSENHYDROLAT

Die Gewinnung von ätherischem Rosenöl und Rosenhydrolat ist sehr arbeitsaufwendig. Deshalb zählt ätherisches Rosenöl auch zu den kostbarsten und teuersten Ölen der Welt. In den frühen Morgenstunden werden die frisch geöffneten Blüten von Hand gepflückt, denn mit zunehmender Sonneneinstrahlung verringert sich der Gehalt an ätherischen Ölen in den Blütenblättern um bis zu 70 Prozent.

Rosenwasser oder Rosenhydrolat ist ein Nebenprodukt bei der Herstellung des ätherischen Rosenöls. Hochwertiges Rosenhydrolat ist ein wunderbares Gesichtswasser, für alle Hauttypen geeignet und eine hervorragende natürliche Alternative zu den synthetischen Gesichtswassern, die im Handel erhältlich sind. Es befeuchtet die Haut, erfrischt und reinigt die Poren und wirkt antiseptisch.

Wildrosenöl wird im Gegensatz zum ätherischen Damaszener-Rosenöl nicht aus den Blütenblättern, sondern aus den Hagebuttensamen von *Rosa canina* (Hundsrose) oder *Rosa rugosa* (Kartoffelrose) gewonnen.

Ätherisches Rosenöl ist eine wirksame Medizin für unser Seelenwohl. Das Öl wird

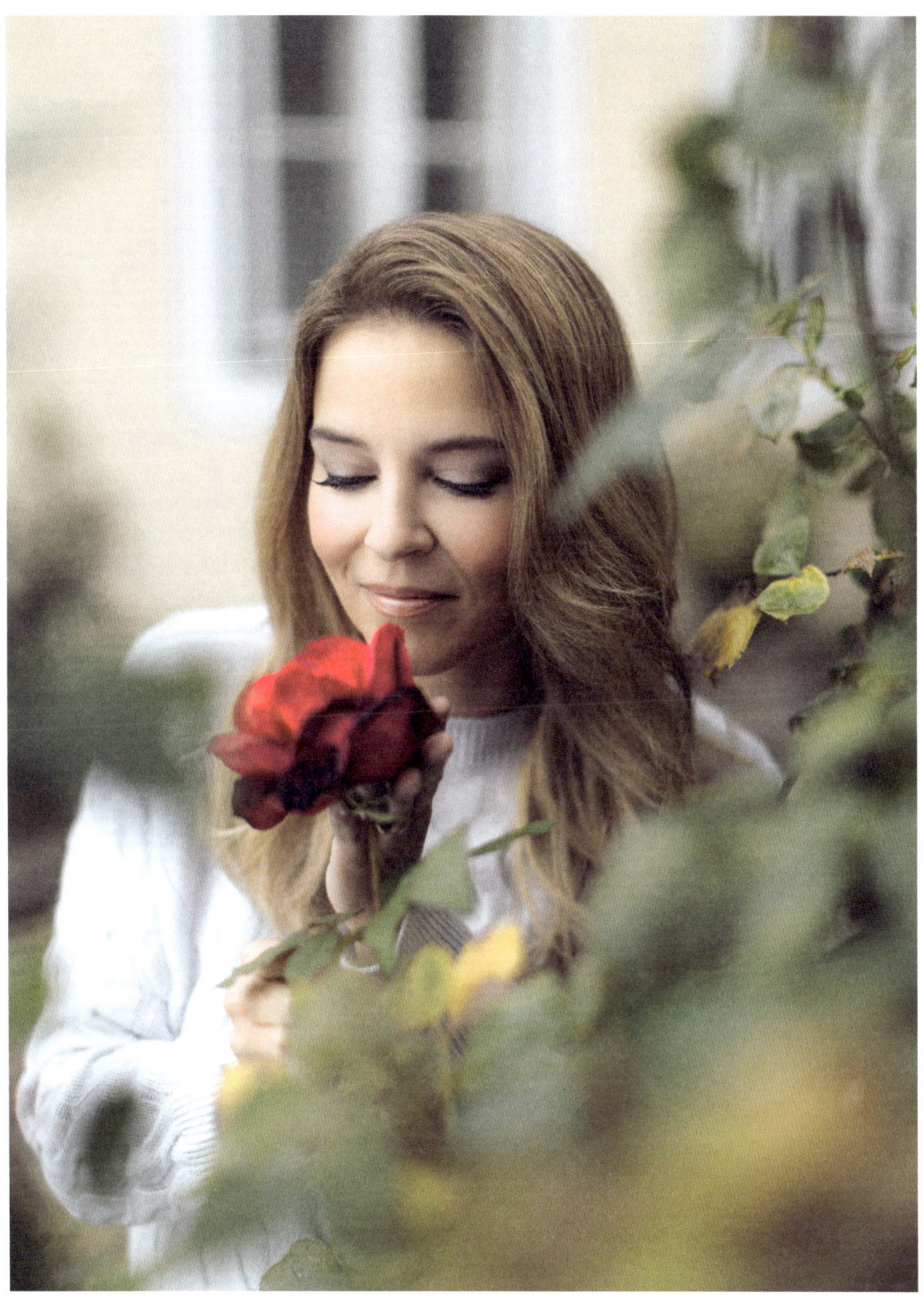

seit Jahrhunderten wegen seiner stimmungs-aufhellenden Eigenschaften geschätzt. Es wirkt ausgleichend und harmonisierend und wird gerne gegen Depressionen und depressive Verstimmungen eingesetzt. Zudem hilft es Körper, Geist und Seele, zu entspannen. Auch bei Schlafstörungen und Stress kann es uns gute Dienste erweisen.

Und die Blume der Liebe heißt nicht umsonst so: Schließlich soll das betörende Öl auch noch die Fähigkeit haben, unser Liebesleben zu intensivieren, indem es aphrodisierend und anregend wirkt. Kein Wunder, dass Rosen damit auch unser inneres Strahlen unterstützen.

ROSIGE STREICHELEINHEITEN FÜR DIE HAUT

Rosenöl streichelt aber nicht nur unsere Seele. Aufgrund seiner antibakteriellen Wirkung fördert es die Wundheilung und kann Entzündungen lindern. Das hilft zum Beispiel bei Neurodermitis und unreiner Haut. Das Öl hat darüber hinaus einen hohen Anteil an ungesättigten Fettsäuren. Es eignet sich gut, um beschädigte Gefäße, Hautrötungen, trockene Hautstellen sowie juckende und entzündete Haut, Sonnenschäden oder auch Dehnungsstreifen und Narben zu behandeln. Rosenöl unterstützt die Regeneration der Haut und der Gewebezellen, spendet der Haut Feuchtigkeit, macht die Haut elastisch und mildert Augenfältchen. Sowohl alte als auch junge Haut profitiert von diesem Wundermittel der Natur. Darüber hinaus repariert es sprödes Haar und beruhigt die Kopfhaut.

Die ätherischen Öle der Damaszener-Rose haben nicht nur eine betörende, entspannende und heilsame Wirkung. Die Blütenblätter enthalten darüber hinaus Antioxidantien sowie die Vitamine B, C und E, die für unsere Haut eine wahre Wohltat sind. Die Rose wirkt entzündungshemmend, krampflösend und fiebersenkend. 2013 wurde die Damaszener-Rose aufgrund ihrer heilsamen Eigenschaften, die auch in der Phytotherapie genutzt werden, zur Pflanze des Jahres gekürt.

Tipp

Trage eine kleine Menge Wildrosenöl oder ein paar Tropfen ätherisches Rosenöl gemischt mit einem Trägeröl, also einem neutralen Öl wie etwa von der Jojoba-Pflanze, direkt auf die Haut auf und massiere es langsam ein. Wenn du danach an deinen Händen schnupperst und mit deiner Aufmerksamkeit einige Momente bei dem wohltuenden Duft bleibst, bringst du eine Extraportion Entspannung in dein System.

ROSENBLÄTTER – AUCH ZUM VERZEHR GEEIGNET

Ungespritzte Rosenblätter kannst du frisch oder getrocknet auch in der Küche verwenden. Den weißen Boden solltest du entfernen, da er bitter sein kann. Die Blüten kannst du in bunten Salaten oder zur Dekoration von Suppen oder Desserts verwenden, in Marmelade mitkochen, als Deko für Drinks und Cocktails verwenden oder als beruhigenden Schlummertrunk aufgießen – lass deiner Kreativität freien Lauf und genieße die vielen heilsamen Eigenschaften der Rose auch beim Essen und Trinken.

Ich gebe frische Rosenblüten gern in einem Teefilter in mein Badewasser. Der Teefilter verhindert das lästige Rausfischen der Blätter nach dem Bad.

Echter Jasmin
Jasminum officinale

Der Echte Jasmin gehört zur Pflanzenfamilie der Ölbaumgewächse. Die hübschen weißen Blüten der Kletterpflanze verströmen einen lieblichen und intensiven Duft. Von rund 200 existierenden Jasminarten ist nur ein kleiner Teil für die Produktion des kostbaren ätherischen Öls verwendbar. Obwohl die Pflanze giftig ist, spielt sie – gezielt eingesetzt – eine bedeutende Rolle in der Kosmetik, der Parfümherstellung und der Aromatherapie.

Die Pflanze wird auch innerlich angewendet. Mit den getrockneten Blüten kann man Tee aromatisieren. Menschen mit Herzproblemen sollten allerdings keinen Echten Jasmin zu sich nehmen, denn in allen Teilen der Pflanze sind giftige Alkaloide enthalten – besonders in den Wurzeln. Überdosierung und Vergiftungen können zu Sehstörungen, Mundtrockenheit, Erbrechen, Schwindel, Sprachstörungen und Muskelzittern führen. Im schlimmsten Fall kann eine Atemlähmung bis hin zum Tod die Folge sein.

Bei der Herstellung des ätherischen Öls wird das betörende Aroma der Pflanze mittels Lösungsmittel entzogen, da die Blüten für die Wasserdampfdestillation zu zart sind. Das so entstandene dunkle Öl gilt auch als Aphrodisiakum.

In der Naturheilkunde war Jasmin früher als schmerzstillendes, krampflösendes und antibakterielles Kraut beliebt. Infektionskrankheiten, die mit Kopfschmerzen einhergehen, wie zum Beispiel grippale Infekte, lassen sich damit behandeln.

Bei Angststörungen, Depressionen, Stress und Erschöpfung kann Jasmin als Massage- oder Duftöl gute Dienste erweisen. Darüber hinaus lindert Jasmin Nervosität und Unruhe, was vor allem bei Prüfungsangst und Lampenfieber hilfreich sein kann.

In Thailand wird Jasminöl bevorzugt in der Aromatherapie verwendet. Thailändische Forscher*innen haben die Wirkung des Öls auf das zentrale Nervensystem und die Aktivitäten der Gehirnwellen sowie auf die Stimmungslage untersucht. Studienteilnehmer, die ätherisches Jasminöl inhalierten, spürten verstärkt positive Emotionen, Wohlbefinden, ein Gefühl von Frische sowie romantische Gefühle. Darüber hinaus wiesen die Wissenschaftler*innen eine stimulierende und aktivierende Wirkung nach, während sich Antriebslosigkeit und Energielosigkeit verringerten. Die Forschungen legen nahe, dass der Einsatz von Jasminöl in der Aromatherapie zur Linderung von Depressionen und zur Stimmungsaufhellung sinnvoll ist.

JASMIN IN DER HAUTPFLEGE
Stress ist ein häufiger Auslöser von Hautirritationen (siehe S. 69). Gerade bei stressbedingten Hautproblemen wie trockener, überempfindlicher und entzündeter Haut ist verdünntes Jasminöl, das kühlt und glättet, eine gute Hilfe. Weiters soll das Öl Rötungen zum Abklingen bringen und die Narbenbildung verhindern. Daher wird es auch zur Behandlung von Schwangerschaftsstreifen eingesetzt. Als Zusatz für Entspannungsbäder oder Massageöle wirkt das Öl gleichzeitig stimmungsaufhellend und antriebssteigernd. Wunderbar zum Durchatmen und Loslassen!

Ringelblume
Calendula officinalis

Die Ringelblume ist eine der ältesten Gartenblumen und darf in keinem Bauerngarten fehlen. Auch bei mir im Garten hat sie einen festen Platz. Denn als Heilpflanze hat sie eine sehr lange Tradition. Besonders für der Hautpflege ist ihre Wirkung gut erforscht.

Übrigens...

Mit ihren leuchtenden orangefarbenen und gelben Blütenblättern zieht die Ringelblume Bienen, Schmetterlinge und andere Insekten an und wehrt gleichzeitig auf natürliche Art und Weise Schädlinge wie Drahtwürmer, Schnecken oder Nematoden ab – welch großartige Kombination für uns Gartenmenschen! Botanisch gehört die sommerlich leuchtende Blume zur Familie der Korbblütler. Eng verwandt ist sie mit dem Löwenzahn und der Kamille.

In der Küche verarbeite ich sowohl die Blätter als auch die Blüten. Um die Heilwirksamkeit bestens zu nutzen, sollten die Pflanzenteile während Blütezeit geerntet werden. Die Blätter haben einen pikant würzigen Geschmack, ältere Blätter entwickeln eine Bitternote. Die leuchtend bunten Blüten bringen beim Verzehr nicht nur besonders heilsame Inhaltsstoffe auf den Teller, sondern lassen auch Auge und Herz mitnaschen. Ich kombiniere sie mit grünen Blattsalaten und frischen Kräutern zu sommerlichen Salatkunstwerken, die eine Extraportion Sonne auf den Tisch und mich innerlich gleich doppelt zum Strahlen bringen. Meine Kinder sehen das allerdings etwas kritischer ...

Die farbintensiven Blüten kannst du auch als Färbemittel verwenden. Bereits in der An-

tike dienten sie als Ersatz für teuren Safran, um Reis zu färben. Zu Ostern färbe ich mit den Blüten Eier, die ich vorher mit Kräutern umwickelt habe, satt gelb.

BREITE HEILWIRKUNG

Die Ringelblume enthält Saponine, Flavonoide, Carotinoide, Bitterstoffe und ätherische Öle. Diese Vielfalt der Inhaltstoffe sorgt auch für ein breites heilsames Wirkungsspektrum.

Alpha-Cadinol ist einer der wichtigsten Wirkstoffe der Ringelblume. Er hemmt die Pilzbildung und Entzündungen und schützt die Leber. Ringelblume wirkt darüber hinaus wundheilend, durchblutungsfördernd, abschwellend, krampflösend, gallenflussfördernd, immunstimulierend und antibakteriell. Ein wichtiges Einsatzgebiet ist daher die Behandlung von Wunden und Gelenksbeschwerden.

Ringelblumenprodukte sind im Großen und Ganzen sehr hautverträglich. Menschen mit besonders empfindlicher Haut können allerdings mit Unverträglichkeiten auf die Pflanze reagieren. Manchmal kann es zu einer Kontaktallergie kommen. Wer gegen Korbblütler allergisch ist, sollte Zubereitungen aus dem Heilkraut vorsichtshalber nicht anwenden.

Ringelblumenextrakte und Hydrolate werden auch in der Kosmetik verwendet, zum Beispiel als Zutat für Gesichtswasser gegen trockene und gestresste Haut.

Die Ringelblumensalbe ist ein wunderbares Hautpflegeprodukt, auch für Babys, sollte aber maßvoll eingesetzt werden. Du kannst sie bei Ekzemen, Abszessen und Geschwüren der Haut, leichten Verletzungen wie Biss- oder Quetschwunden, leichten Verbrennungen sowie bei Gelenkserkrankungen wie Arthrose anwenden. Die Basis für die Salbe ist ein gutes Ringelblumenöl, das ich am liebsten selbst herstelle.

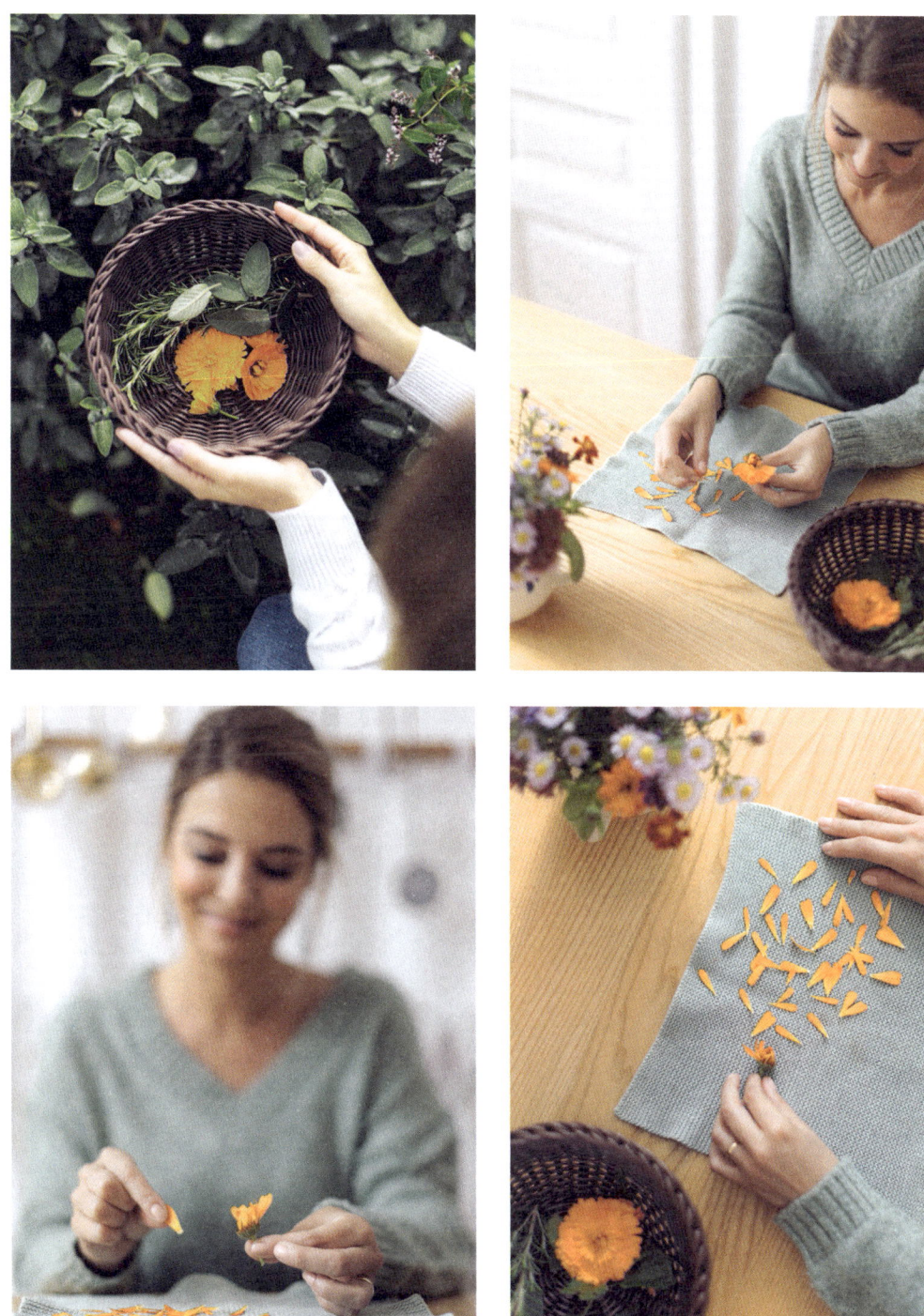

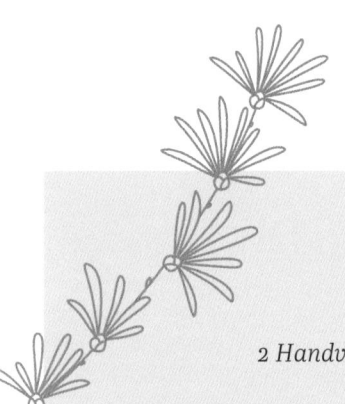

Ringelblumenöl

Kaltauszug

2 Handvoll frische, trockene Ringelblumenblütenblätter
250 ml kaltgepresstes Pflanzenöl

Fülle die Ringelblumenblütenblätter in ein Schraubglas und übergieße sie mit dem Öl, sodass die Blütenblätter zur Gänze mit Öl bedeckt sind. Den Ansatz abgedeckt vier Wochen an einem dunklen, kühlen Ort stehen lassen und das Glas täglich einmal kurz schütteln, damit der Inhalt nicht zu schimmeln beginnt. Den fertigen Ansatz durch ein Mulltuch oder ein sauberes Geschirrtuch abseihen und in eine Braunglasflasche füllen. Das Ringelblumenöl hält sich mehrere Monate.

Warmauszug

10 g frische oder 5 g getrocknete Ringelblumenblütenblätter
50 ml Pflanzenöl (gutes Olivenöl oder Sonnenblumenöl)

Die Blütenblätter mit dem Öl in einem kleinen Topf mischen. In einen größeren Topf etwas Wasser füllen und den kleinen Topf in den großen stellen. Die Blüten-Öl-Mischung unter Rühren im Wasserbad sanft erwärmen; sie sollte nicht wärmer als 30 °C sein. Die Blüten rund 30 Min. ziehen lassen. Den Ansatz durch ein Mulltuch oder Geschirrtuch abseihen und das Öl eine saubere Braunglasflasche füllen.

Tipp
**Du kannst Blüten auch in einem Teefilter in das Öl hängen,
das du im Wasserbad erwärmst.**

Ringelblumensalbe

200 ml Ringelblumenöl
25 g Bienenwachs (Pastillen oder Blättchen)

Das Öl sanft im Wasserbad erhitzen. Das Bienenwachs zugeben und unter Rühren schmelzen. Den Topf vom Herd nehmen und weiterrühren, damit die Salbe schön homogen wird. Die warme Masse in kleine, dunkle Schraubgläser füllen. Abkühlen lassen und die Gläser verschließen. Die Salbe ist etwa ein Jahr haltbar.

Rosengeranie
Pelargonium graveolens

Es gibt über 200 Geranienarten. Viele davon kennen wir als Garten- und Balkonpflanzen. Meine Mutter etwa liebt Geranien und hat über zehn verschiedene Exemplare auf der Terrasse stehen, die intensiv in der Sonne duften. Für die Herstellung von Kosmetik wird die auch als „Duftpelargonie" bezeichnete Rosengeranie verwendet. Das vielseitige und wohlriechende Öl, das aus der Pflanze gewonnen wird, wirkt auf das Hormonsystem, die Haut und unsere Stimmung. Für unsere Mission „Strahlen" ist die Rosengeranie also eine wertvolle Partnerin.

Das grüne oder bernsteinfarbene Öl mit dem kräftigen süßlichen und blumigen Duft und frischer Minze-Note wird mittels Wasserdampfdestillation aus den Blüten und den grünen Blättern der Rosengeranie gewonnen. Das Öl ist für alle Hauttypen geeignet und hat einen ausgleichenden Effekt auf die Haut. Es kühlt und befeuchtet die Haut und ist daher besonders für gereizte und trockene Haut eine Wohltat. Direkt auf Verletzungen solltest du es allerdings nicht auftragen. Dem Öl sagt man eine hautverjüngende Wirkung nach, weshalb es gern zur Regeneration älterer Haut verwendet wird.

Entspannend und wohltuend ist Geranie aber auch für unser Gemüt. Sie eignet sich daher als Zugabe zum Badesalz oder Duschgel. Rosengeranienöl soll gegen Unzufriedenheit, Ängste und depressive Verstimmungen wirken. Auch auf den weiblichen Hormonhaushalt wirkt das Öl ausgleichend und wird daher gern gegen Wechseljahresbeschwerden eingesetzt.

Auch beim Entgiften kann uns die Rosengeranie unterstützen, denn sie hat eine diuretische Wirkung, fördert also das Ausschwemmen von Wasser und Giftstoffen aus dem Körper und reduziert Schwellungen.

Rosengeranie unterstützt darüber hinaus die Behandlung von Pilzkrankheiten, besonders Haut- und Vaginalpilz. Das Öl hat zudem schmerzlindernde, antientzündliche, antiseptische und wundheilende Eigenschaften und wird daher bei Akne und Gürtelrose ebenso verwendet wie im Pflegebereich, um Dekubitus, also Wundliegen, vorzubeugen.

Gut für die Kopfhaut
Für ein heilsames Mittel gegen Schuppenbildung vermischst du 1–2 Tropfen Rosengeranienöl mit einem Basisöl. Trage das Öl auf die Kopfhaut auf und lass es einige Stunden wirken, bevor du die Haare wäschst.
Füge 1–2 Tropfen Geranienöl dem Haarshampoo bei und du erhältst ein gut riechendes Mittel gegen Kopfläuse, die dieses Öl im Gegensatz zu unserer Kopfhaut gar nicht mögen.

Nachtkerze
Oenothera biennis

Die Nachtkerze kam im 17. Jahrhundert als Zierpflanze aus Amerika nach Europa, ist aber mittlerweile bei uns weit verbreitet. Wer die Nachtkerze schon einmal erlebt hat, wird sie nicht so schnell vergessen. Die Pflanze sorgt nämlich zur Abenddämmerung für ein kleines Naturspektakel, wenn sich die leuchtend gelben Blüten wie im Zeitraffer nacheinander öffnen, um genau für eine Nacht zu erblühen und am Folgetag schon für die nächsten Blüten Platz zu machen. Gönne dir dieses Naturschauspiel, wenn du die Gelegenheit dazu hast. Es ist wahrlich beeindruckend – und einer der Gründe, warum ich die Nachtkerze so verehre.

Die Blüten duften zudem angenehm und sind ein beliebtes Ziel von Nachtfaltern. Die Blütenblätter sind essbar, ebenso die Wurzel der Nachtkerze, die ähnlich wie die Schwarzwurzel schmeckt und früher als „Schinken-wurzel" verzehrt wurde.

Aber nicht nur Blüten und Wurzeln der Nachtkerze sind wertvoll. Auch die Samen der Blume haben es in sich. Aus ihnen wird das wertvolle Nachtkerzenöl gewonnen, das mit besonders hautpflegenden Eigenschaften aufwartet. Das Öl, das aus den Samen gepresst wird, ist jedoch nicht lange haltbar und wird daher meist in Form von Kapseln als Nahrungsergänzungsmittel angeboten.

Nachtkerzenöl enthält zwei Arten von Omega-6-Fettsäuren, darunter Linolsäure (60 %–80 %) und Gamma-Linolensäure (8%–14%). Gamma-Linolensäure ist besonders für Menschen mit Neurodermitis interessant, die meist einen Mangel an dieser wichtigen Fettsäure haben.

Im menschlichen Körper unterstützen die Linolensäuren und Linolsäuren die Produktion von Prostaglandinen, die die Bildung und Regeneration von Gewebe und die Schleimhautgesundheit sowie den Fettstoffwechsel positiv beeinflussen.

Nachtkerzenöl wirkt darüber hinaus entzündungshemmend und hautverjüngend. Es repariert gealterte und sonnengeschädigte Zellen, weswegen es auch als Anti-Aging-Mittel gilt. Das Öl der Nachtkerze ist leicht und zieht schnell in die Haut ein. Es macht die Haut geschmeidig, hilft den Zellen bei der Aufnahme von Sauerstoff und schützt sie vor Infektionen. Das Öl kann pur angewendet werden oder in Verbindung mit Massageölen oder anderen Pflegeprodukten.

Gesunde Nägel
Reibe deine Nägel täglich mit einem Tropfen Nachtkerzenöl ein, um spröden und rissigen Nägeln entgegenzuwirken.

Eine iranische Meta-Studie fand darüber hinaus heraus, dass Nachtkerzenöl bei regelmäßiger Anwendung bei Prämenstruellem Syndrom und bei Schmerzen der Brust helfen kann.

Echter Beinwell
Symphytum officinale

In der Phytotherapie werden die getrockneten Wurzeln, das Kraut und die Blätter des Beinwell therapeutisch genutzt. Die Blätter enthalten Schleimstoffe, Allantonin, Gerbstoffe, Rosmarinsäure und Cholin. Für Salben und Cremes wird häufig die getrocknete Wurzel verwendet. Allantonin hat antientzündliche Eigenschaften und ist heilsam für trockene, gereizte oder rissige Haut. Die Rosmarinsäure wirkt ebenfalls gegen Entzündungen und antioxidativ und schützt unsere Haut vor schädlicher UV-Strahlung.

Seit der Antike kommt Beinwell zur Wundbehandlung und bei Knochenbrüchen zum Einsatz. Auch heute noch wird die Pflanze äußerlich bei Muskel- und Gelenksbeschwerden, Prellungen, Zerrungen, Verstauchungen und zur Durchblutungsförderung angewendet.

In der Naturkosmetik hat das heilsame und hübsch anzuschauende Kraut seinen fixen Platz. Aufgrund seiner zellregenerierenden Eigenschaften unterstützt Beinwell die Neubildung von Gewebe, kühlt und beruhigt irritierte Haut.

Ein Aufguss aus Beinwell-Blättern wird bei Hautentzündungen erfolgreich angewandt. Ekzeme können mit Beinwell-Kompressen und Umschlägen behandelt werden und Beinwell-Tee eignet sich zum Gurgeln als Mundhygiene, zur Reduktion von Zahnfleischschwund und der Behandlung von Zahnfleischentzündungen.

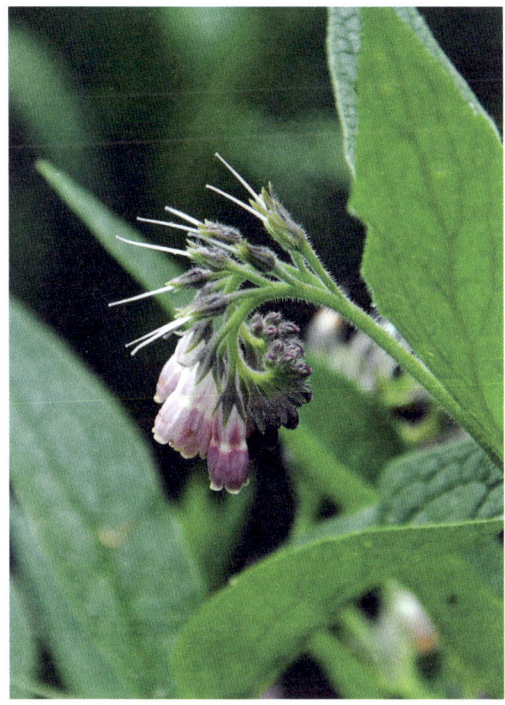

Weiches und kämmbares Haar

Weiche Beinwellblätter in heißem Essig ein. Lass die Mischung abkühlen und spüle anschließend die Haare damit. Die Haare werden weich und leicht kämmbar.

In der Wildkräuterküche warten frische Beinwellblätter mit ihrem sehr hohen Gehalt an Eiweiß auf, das biologisch hochwertig und mit tierischem Eiweiß vergleichbar ist. In der Schweiz gibt man die Blätter gern unterschiedlichen Teigen bei.

Übrigens...

Ein kleiner Garten-Tipp am Rande: Aus eigener leidvoller Erfahrung weiß ich, dass sich Beinwellwurzeln wild im Garten verbreiten, wenn man sie nicht im Zaum hält. Pflanze Beinwell daher nicht – wie ich – ins Freilandbeet ohne Umgrenzung. Kultiviere ihn am besten in einem Topf, damit er sich seinen Weg nicht ungehemmt durch dein Gemüsebeet sucht.

Wilde Malve
Malva sylvestris

Die Wilde Malve wird auch Große Käsepappel oder Rosspappel genannt. Verwendet werden Blätter und Blüten. Die wirksamen Bestandteile der Pflanze sind besonders die Schleimstoffe, die sich aus Zuckermolekülen wie Galactose, Glucose und Glucuronsäure zusammensetzen. Die Blüten enthalten zusätzlich Anthocyane. Die heilsamen Schleimstoffe legen sich als schützender Film über Schleimhäute und wirken damit wohltuend und beruhigend im Mund-Nasen-Rachen-Raum und auf die Schleimhäute von Magen und Darm. Und auch bei trockenem Reizhusten sind die Schleimstoffe eine Wohltat.

In der Naturkosmetik wird Malve gerne für eine schonende Gesichtspflege verwendet. Die Schleimstoffe helfen gereizter Haut und wirken beruhigend. Besonders sensible Haut und Problemhaut mit Ekzemen, Neurodermitis und Akne profitieren davon.

Schönheitselixier Wasser

Eine der wichtigsten Zutaten für deine Strahlkraft ist Wasser. Wasser ist ein wesentlicher Bestandteil unserer Zellen und unseres Gewebes und formt dadurch regelrecht unseren Körper.

Unser Körper besteht zu 70 bis 80 Prozent aus Wasser. Alle essenziellen Stoffwechselvorgänge in unserem Organismus benötigen Wasser. Es ist notwendig, um Nährstoffe aus der Nahrung herauszulösen und aufzunehmen. Wasser trägt dazu bei, Sauerstoff und Nährstoffe zu den Zellen zu transportieren. Es kühlt unseren Körper und ist dadurch für die Wärmeregulation unverzichtbar.

Vor allem für die Ausscheidungsprozesse ist Wasser lebensnotwendig. Durch unsere Nieren fließen täglich rund 1700 Liter Blut. Die Nieren filtern dabei die Giftstoffe wie in einer Kläranlage heraus. Über den Harn werden die Stoffe anschließend ausgeschieden. Die Haut verdunstet über den Schweiß Wasser, die Lunge gibt mit der Atemluft Wasser ab. Ein gesunder erwachsener Mensch verliert auf diese Weise pro Tag rund zwei bis drei Liter Wasser. Wir müssen den Wasserverlust regelmäßig ausgleichen, damit die lebensnotwendigen Stoffwechselvorgänge funktionieren.

Deinen Flüssigkeitsbedarf kannst du sowohl über die Nahrungsaufnahme als auch über Getränke decken. Die Flüssigkeitszufuhr sollte sich dabei über den Tag verteilen. Denn der

Darm kann pro Stunde nur etwa einen halben bis dreiviertel Liter Wasser aufnehmen. Überschüssiges Wasser scheidet der Körper aus.

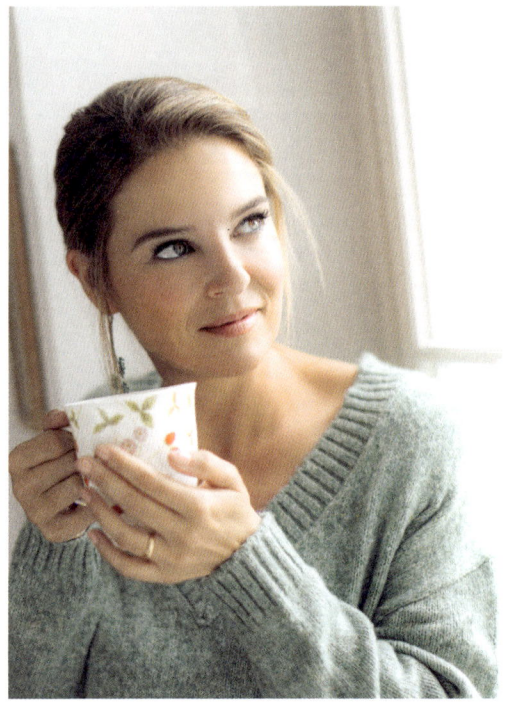

Wasser lässt uns strahlen

Ein ausgewogener Flüssigkeitshaushalt ist die Basis für unsere Schönheit. Denn Wasser gibt der Haut Spannkraft. Bis zu 25 Prozent der Hautflüssigkeit befindet sich in den Zellzwischenräumen. Dies hält die Haut elastisch, lässt sie prall aussehen und beugt der Faltenbildung vor. Ausreichend Wasser schützt außerdem vor Hautunreinheiten.

Wind, Kälte oder Sonne sowie klimatisierte und beheizte Räume entziehen der Haut jedoch Feuchtigkeit. Wenn die Haut direkter Sonneneinstrahlung ausgesetzt ist, können Feuchtigkeitsdefizite in den oberen Hautschichten noch schneller entstehen. Die Haut fängt an zu spannen. Langfristig führt dies zu Verhornungsstörungen und zum Wasserabbau in den Zellzwischenräumen. Die Zellen werden nicht mehr optimal mit Nährstoffen versorgt und das Immun- und Abwehrsystem der Haut wird lahmgelegt. So können Allergien entstehen. Außerdem baut der Körper kollagene Fasern ab, die Feuchtigkeit binden. Mit Feuchtigkeitskuren und ausreichender Flüssigkeitszufuhr kannst du diesen Prozessen jedoch genussvoll gegensteuern.

Trinken, trinken, trinken!

Die beste Methode, um unseren Flüssigkeitshaushalt im Gleichgewicht zu halten, ist, gutes Quellwasser zu trinken, das in unseren Breiten glücklicherweise sogar aus der Leitung kommt. Wer den neutralen Geschmack durch etwas Aroma aufpeppen möchte, kann „Infused Water" ausprobieren. Das klingt sehr modern, ist aber mehr als simpel. Du aromatisierst das Wasser ganz einfach mit Obst, Kräutern und Gewürzen. Ganz nebenbei reicherst du das Wasser auch mit wertvollen Vitaminen und Mineralstoffen an. Bei der Auswahl der Zutaten sind deiner Fantasie keine Grenzen gesetzt.

Infusions-Zutaten

Obst & Gemüse

Apfelscheiben
Brombeeren
Erdbeeren
Granatapfelkerne
Grapefruitscheiben
Gurkenscheiben-/Schalen
Heidelbeeren
Himbeeren
Kirschen
Kiwi
Limettenstreifen
Marillenscheiben
Nekatrinenwürfel
Orangenscheiben
Pfirsichstücke
Weintrauben
Zitronenschnitzer
Zitrusschalen

Kräuter & Gewürze

Apfelminze
Basilikum
Eberraute
Ingwer
Jasminblüten
Lavendel
Pfefferminze
Rosenblütenblätter
Rosmarin
Salbei
Verbene
Zimtstange
Zitronengras
Zitronenmelisse

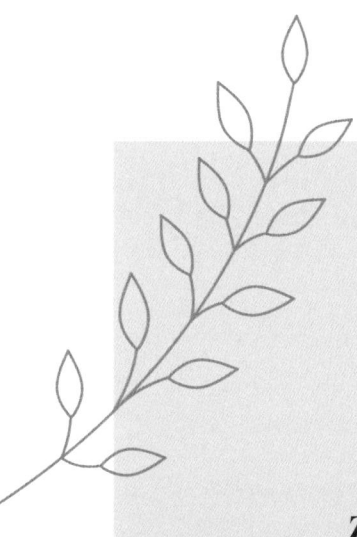

Beeren-Limetten-Wasser

1 l Wasser
2 Scheiben Bio-Limette
5 Brombeeren
10 Himbeeren

Zitroniges Ingwer-Basilikum-Wasser

1 l Wasser
¼ Bio-Zitrone
2 Scheiben Ingwer
1 Stängel Basilikum

Brennnessel-Zitronenmelisse-Eistee

Selbstgemachter Eistee ist eine gute Alternative zu Produkten aus dem Handel, denn diese enthalten meist extrem viel Zucker und sind daher ein No-Go für unser Strahlen. Statt Schwarz- oder Grüntee verwende ich gerne Kräutertee, da dieser bekömmlicher ist und nicht noch zusätzlich aufputscht. Für meinen Eistee brühe ich eine Mischung meiner Lieblingskräuter mit heißem Wasser auf und lasse sie ein paar Minuten ziehen. Mit einem Schuss Zitronen-, Limetten- oder frisch gepresstem Orangensaft ist so rasch ein herrlicher Durstlöscher gezaubert, der mit vielen guten Inhaltstoffen punktet.

1 EL getrocknete Brennnesselblätter
1 EL Zitronenmelisse
1 l heißes Wasser
1 Spritzer Zitronensaft

Die Kräuter mit dem heißen Wasser überbrühen. 5 Min. ziehen lassen. Zitronensaft zufügen und auskühlen lassen. Schluckweise den Tag über trinken.

Tipp

Da Eiswürfel unsere Getränke zu sehr abkühlen und diese Kälte unserem Verdauungstrakt gar nicht guttut, verzichte ich beim Eistee auch auf Eis und trinke ihn je nach Witterung lieber nur kühl bis zimmerwarm.

Erfrischender Apfel-Karotten-Kompottsaft

Die traditionelle chinesische Ernährungsmedizin empfiehlt Kompottsäfte, um den Flüssigkeitshaushalt im Gleichgewicht zu halten. Beim sanften Kochen von frischem und getrocknetem Obst entstehen milde Fruchtsäfte mit nur einem Bruchteil des Fruchtzuckers, der sonst in Obstsäften enthalten ist. Zudem punkten Kompottsäfte mit vielen wasserlöslichen Vitaminen und Mineralstoffen. Die Kompottsäfte sind super Durstlöscher und können warm oder kalt getrunken werden.

1 l Wasser
1 kg süß-säuerliche Äpfel
1 Karotte
5 getrocknete Cranberrys
2 Stängel Minze

Alle Zutaten bis auf 1 Stängel Minze in einem Topf aufkochen. Die Hitze reduzieren, sodass die Flüssigkeit nur mehr siedet, und das Obst und Gemüse mindestens 1 Std. köcheln. Den Saft abseihen, mit dem Minzestängel in einen Krug gießen und zimmerwarm servieren.

Achte lediglich darauf, Bio-Produkte zu verwenden, die du vor dem Einlegen ins Wasser gut wäschst. Zitrusfrüchte solltest du zunächst heiß abspülen, bevor du sie weiterverarbeitest.

Mahlzeiten als Flüssigkeitsquelle

Nicht nur durchs Trinken können wir Flüssigkeit zu uns nehmen. Auch unsere Mahlzeiten können einen wesentlichen Beitrag zu einer guten Wasserversorgung leisten. Wer sich beim Essen an die Regel hält, dass die Hälfte der Mahlzeit aus Gemüse bestehen sollte, hat beim Flüssigkeitsnachschub bereits die Nase vorne.

Blattsalate aller Art, Staudensellerie, Radieschen, Rettich, Salatgurke, Zucchini, Tomaten, Kürbis, Spargel, Mangold, Pilze, grüne Bohnen, Auberginen, Paprika, Kohlgemüse, Melonen, Spinat, Kohlrabi, Erdbeeren, Zitrusfrüchte, Zuckerschoten, Fenchel, Zwiebelgewächse, Karotten, Beeren oder Äpfel – die meisten Obst- und Gemüsesorten bestehen zu einem Großteil aus Wasser. Die in Obst und Gemüse enthaltenen Ballaststoffe bekommen dadurch das richtige Maß an Flüssigkeit, damit sie im Darm gut aufquellen können.

Aber nicht nur die Zutaten, sondern auch deren Zubereitung entscheidet über die Flüssigkeitsbilanz am Ende des Tages. Eintöpfe, Suppen und Kompotte bestehen zu einem großen Teil aus Wasser und sind somit gut für alle, die beim Essen etwas gegen Falten & Co. unternehmen wollen.

So lasse ich meine Seele strahlen

Wie gehst du mit dir selbst um und wie gut *sorgst du für dich selbst?* Diese Fragen stelle auch ich mir immer wieder. Es lohnt sich, darauf zu achten, ob wir die Signale unseres Körpers hören und zu deuten wissen, ob wir ihm geben, was er braucht.

Es ist wichtig, dass wir (das Richtige) essen, wenn wir hungrig sind, ausreichend trinken, wenn unser Körper Durst hat, schlafen, wenn wir müde sind, uns ausruhen und entspannen, wenn wir erschöpft sind. Und dann sind da dann noch die Bedürfnisse unserer Seele und unseres Herzens: Zeit mit unseren Lieben verbringen, Freund*innen treffen, in der Natur sein, unsere Kreativität ausleben. Kurzum: Es braucht mehr als ein paar gesunde Rezepte und Cremes, denn echtes Strahlen kommt von innen. Wenn wir unsere Bedürfnisse kennen und danach handeln, können wir uns auch innerlich zum Strahlen bringen.

Das klingt eigentlich ganz einfach. Doch im Alltagstrubel ist das für die meisten von uns eine schwierige Aufgabe. Um nichts zu vergessen, können wir uns selbst mit ein paar Hilfsmitteln unter die Arme greifen.

Sorry, ich kann heute nicht. Ich habe einen Termin mit mir selbst.

Ich weiß nicht, wie es dir geht, aber mein Kalender ist oft vollgestopft bis obenhin – inklusive der Wochenenden sind wir oft verplant mit Arbeit, Familie oder auch sozialen „Verpflichtungen". Die Zeit für uns selbst kommt da manchmal viel zu kurz. Vor allem Frauen neigen dazu, für alle anderen da zu sein, nur nicht für sich selbst. Gerade wenn wir uns viel um das Wohl anderer Menschen kümmern – sei es, weil wir Mütter sind, Angehörige pflegen oder vielleicht sogar beruflich in einem helfenden Beruf tätig sind –, ist es besonders wichtig, die Aufmerksamkeit zwischendurch bewusst auf uns selbst zu lenken. Andernfalls drohen Burnout & Co. und dann kann unser Strahlen für lange Zeit verloren gehen. Soweit wenigstens meine bescheidenen Erkenntnisse. Plane deshalb die Zeit für dich selbst fix ein. Markiere dir ein entsprechendes Zeitfenster in deinem Kalender und sorge dafür, dass du an diesem Termin tatsächlich Zeit für dich hast.

Womit füllst du nun aber diese exklusive Zeit mit dir selbst? Es ist individuell sehr verschieden, was Menschen brauchen, um gut mit sich selbst in Kontakt zu kommen, aufzutanken und ihre inneren Bedürfnisse zu befriedigen. Auch diese Bedürfnisse sind ja nicht immer gleich. Ich habe dir einige Anregungen zusammengestellt, die für mich funktionieren. Vielleicht ist für dich auch etwas dabei.

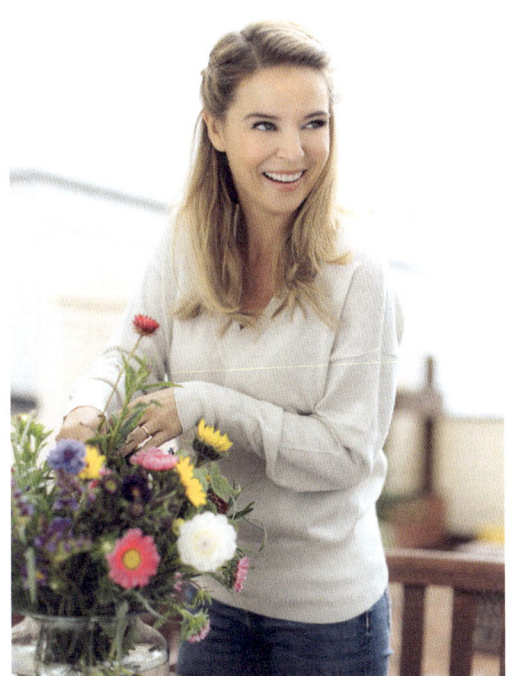
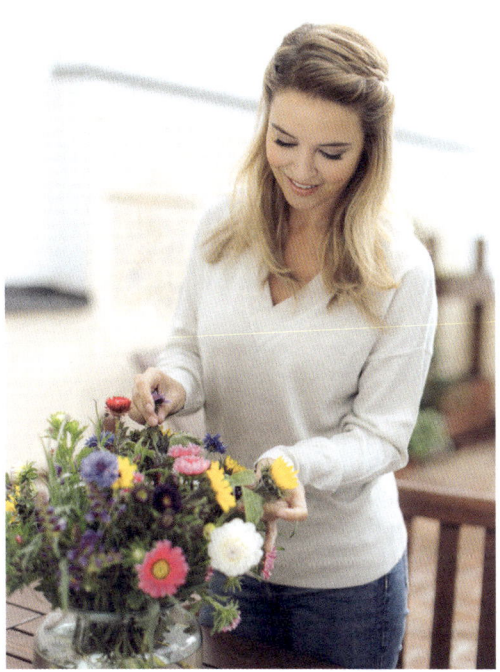

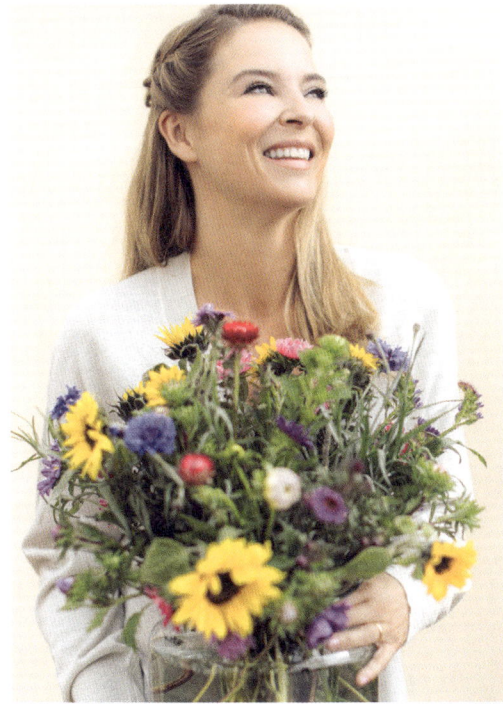
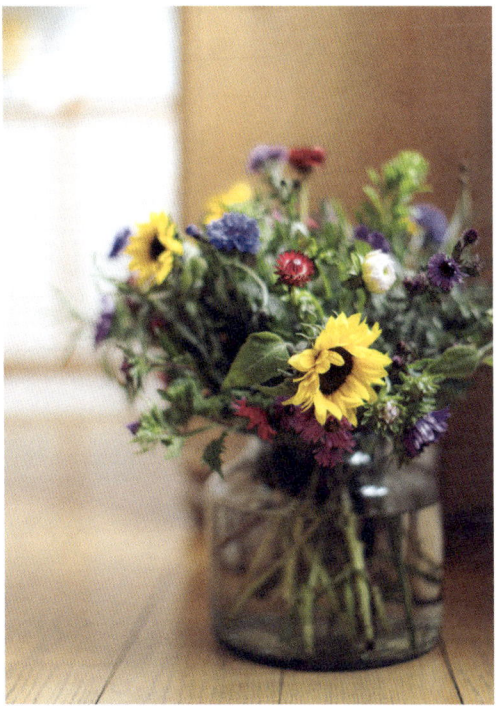

Für die exklusive *Zeit* mit dir *selbst*

ein Vollbad mit deinem Lieblingsduft oder einem guten Badeöl nehmen

ein interessantes Buch lesen

meditieren

eine Freundin zum Kaffee einladen

die Katze streicheln

ein Bild malen

im Garten umgraben

Musik hören

Klavier spielen

einen ausgedehnten Spaziergang machen

in die Sauna gehen

einen Pullover stricken

einen Blumenstrauß pflücken

die Oma besuchen

einen Brief schreiben

eine Wanderung machen

auf ein Eis gehen

ein Puzzle zusammensetzen

eine Torte backen

einen Berg besteigen

zur Massage gehen

einen warmen Wickel machen und dich ins Bett legen

ein Fußbad nehmen

am Bach entlanglaufen

in die Luft schauen

einen Rock nähen

duschen und dabei dein Lieblingslied singen

allein in ein großartiges Restaurant essen gehen

Achtung, Selbstoptimierungsfalle!

Wenn wir uns mit unserer Schönheit und unserem Strahlen beschäftigen, können wir aber auch in eine Falle tappen. Die Werbung zeigt uns täglich, wer oder was schön ist und was wir darunter zu verstehen haben. Als ehemalige Miss Austria wurden auch in meinem Leben Body-Mass-Index, Idealgewicht und andere Kennzahlen zu kurzzeitigen Orientierungspfeilern. Angestrebt wird makellose Haut, sportliche Kondition und glücksstrahlende Gelassenheit. Unsere Familie und unser Partner zaubern stets ein Lächeln auf unser Gesicht, Probleme sind maximal Herausforderungen und auch mit 40 sehen wir noch aus wie 20. Wenn wir diesen Idealen allzu unreflektiert folgen, wird unser wahres Strahlen jedoch ausbleiben, denn das Streben nach Perfektion hat einen bitteren Preis. Es macht uns unzufrieden und unglücklich. Denn wir vergleichen uns permanent mit anderen und fühlen uns schlecht, wenn wir mit unseren nicht perfekten Anteilen in Berührung kommen. Und wer ist schon perfekt?

Um nicht in diese Selbstoptimierungsfalle zu tappen, ist es hilfreich zu lernen, freundlich und wohlwollend mit uns selbst umzugehen. Uns selbst wertzuschätzen ist die Basis dafür, dass auch andere uns wertschätzen können. Selbstfreundlichkeit ist das Zauberwort. Und zwar besonders dort, wo wir den hohen Idealen nicht entsprechen. Jo eh, werden Sie jetzt sagen, klingt alles super. Aber unsere selbstkritische Stimme kann oft ganz schön fies zu uns sein, und wir würden anderen Menschen kaum erlauben, so mit uns zu sprechen, wie wir das selbst tun, wenn unsere innere Kritikerin wieder mal die Oberhand gewinnt. Uns innerlich zum Strahlen zu bringen, soll also keinesfalls ein weiterer Druck sein, den wir uns auferlegen. Vielmehr kann

> Uns selbst *wertzuschätzen* ist die Basis dafür, dass auch andere uns wertschätzen können. *Selbstfreundlichkeit* ist das Zauberwort.

die Auseinandersetzung mit unserem Körper, unserem Geist und unserer Seele sowie das Wahrnehmen unserer Bedürfnisse ein fruchtbarer und abenteuerlicher Weg sein, der uns zwischen den üblichen Aufs und Abs des Lebens auf ganz natürliche Art zu einer letztlich größeren inneren Zufriedenheit und damit zu einem auch äußerlich sichtbaren Strahlen führen kann.

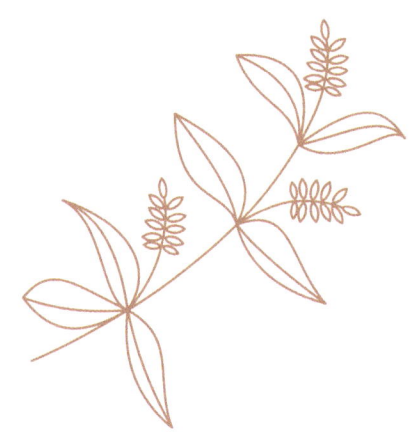

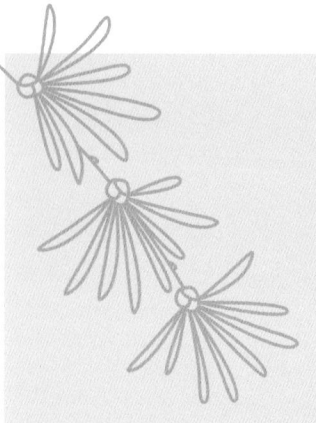

Naturkosmetik zum Verwöhnen

Honig-Milch-Jasmin-Bad

2 EL Steinsalz
2 EL Natron
1 l Bio-Vollmilch
5 EL Honig
4 Tropfen ätherisches Jasminöl

Ein Vollbad einlassen und Salz und Natron darin auflösen. Nun Milch und Honig zugeben und gut umrühren. Zum Schluss das edle Öl zufügen und 30 Min. in diesem Schönheitselixier entspannen.

Wundermittel Honig und Natron

Honig ist ein wahres Wundermittel für unsere Haut. Er enthält Kalium, Magnesium, Kalzium, Eisen, Kupfer, Mangan und Chrom sowie B-Vitamine und Vitamin C. Honig unterstützt die Wundheilung und Hauterneuerung und beruhigt unser Nervensystem. Natron ist gut für unsere Haut, da es basisch und antibakteriell wirkt.

Tipp

Fichtenharz kannst du im Wald selbst sammeln, Bienenwachs erhältst du beim Imker. Beides ist aber auch im Internet erhältlich.

Fichtenpech-Lippenbalsam

30 g Fichtenharz
80 ml Olivenöl
15 g Bienenwachs
1 Nylonstrumpf

Fichtenharz und Olivenöl in ein Schraubglas geben und im Wasserbad sanft erhitzen. Mit einem Holzspatel umrühren, bis das Harz geschmolzen ist. Die Mischung durch einen Nylonstrumpf abseihen und in ein sauberes Schraubglas füllen. Die Masse erneut ins warme Wasserbad stellen. Das Bienenwachs zugeben und schmelzen lassen. Das Balsam gut umrühren, in sterile Creme-Tiegel füllen und auskühlen lassen.

Wundheilmittel Fichtenharz

Fichtenharz wirkt zusammenziehend, entzündungshemmend und desinfizierend. Pechsalbe war früher daher eine der wichtigsten Wundsalben im Alpenraum. Sie kam bei offenen Wunden, Hautentzündungen und Schwielen an den Händen zum Einsatz. Nicht jeder verträgt jedoch Baumharz. Manche Menschen reagieren allergisch auf die darin enthaltenen ätherischen Öle. Teste daher bitte vor der Anwendung an einer kleinen Hautstelle, ob du das Balsam verträgst.

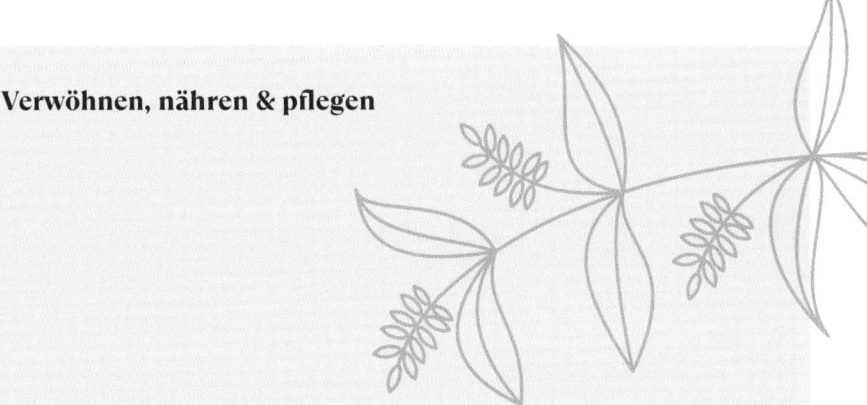

Sinnliches Luxus-Körperpflegeöl

1 Vanilleschote
10 g getrocknete Blütenblätter
(z. B. Rosen, Lavendel, Jasmin)
200 ml Jojobaöl
50 ml Mandelöl
30 ml Arganöl
20 ml Wildrosenöl
2 Tropfen ätherisches Rosenöl
2 Tropfen ätherisches Lavendelöl
2 Tropfen ätherisches Jasminöl

Die Vanilleschote in kleine Stücke schneiden. Die Blütenblätter mörsern und mit Vanillestückchen und Jojobaöl in ein Schraubglas füllen. Das Glas verschließen und 2 Wochen an einem dunklen Ort ruhen lassen. Das Glas täglich einmal schütteln. Die Flüssigkeit durch ein Teefilter abseihen. Mit den restlichen Ölen vermischen und in kleine Fläschchen füllen.

Tipp

Dieses gehaltvolle Öl kannst du als nährendes Körperöl nach dem Duschen, als entspannendes Massageöl oder als Badeöl verwenden. Zum Baden 1–2 TL Öl mit einem Schuss Sahne ins Badewasser einrühren.

Körperöl mit Weihnachtsduft

1 EL Tannennadeln
1 EL Bio-Orangenschalen
2 Kardamomkapseln
3 Gewürznelken
1 Stück Sternanis
250 ml Olivenöl Extravergine
1–2 Tropfen ätherisches Öl (z. B. Rosengeranie, Orange oder Rosmarin)

Die trockenen Zutaten in ein hitzebeständiges Glas geben. Olivenöl angießen, sodass alles gut bedeckt ist. Einen Finger breit Wasser in einen kleinen Topf füllen. Das Glas in das Wasserbad stellen und das Öl langsam auf maximal 60 °C erwärmen; das Wasser darf nicht kochen. 30 Min. ziehen lassen. Das Glas aus dem Wasserband nehmen. Die Flüssigkeit 1 Std. ruhen und anschließend auskühlen lassen. Abseihen, ätherisches Lieblingsöl einrühren und das Bodyöl in eine Braunflasche abfüllen. Die Haut nach dem Duschen oder Baden damit einreiben – es riecht herrlich weihnachtlich!

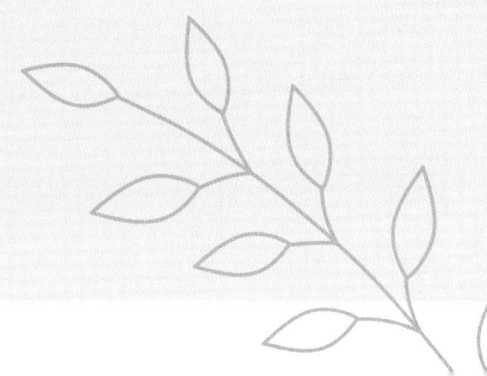

Bio-Schweinsbraten mit Sauerampfer und Lauchserviettenknödeln

FÜR 8 PORTIONEN

Für den Schweinsbraten

8 Knoblauchzehen
3 Zwiebeln
2 Fenchelknollen
2 kg Schopfbraten in Bio-Qualität
Salz
frisch gemahlener
schwarzer Pfeffer
1 EL Kümmelsamen
700 ml Wasser

Für die Lauchserviettenknödel

1 dünne Lauchstange
50 g Butter
250 ml Milch
2 Eier
frisch geriebene Muskatnuss
Salz
250 g Semmelwürfel
50 g griffiges Mehl

Außerdem

1 Handvoll Sauerampfer
50 g Butter

ZUBEREITUNG

1. Für den Braten 4 Knoblauchzehen schälen und grob hacken. Die Zwiebeln schälen und grob schneiden. Die Fenchelknollen putzen und halbieren. Den Schweinsbraten abspülen, trocken tupfen und mit Salz, Pfeffer, gehacktem Knoblauch und Kümmel gut einreiben.

2. Das Backrohr auf 180 °C vorheizen. Den Braten in ein Reindl legen. Wasser zugeben. Zwiebelstücke und 4 ungeschälte Knoblauchzehen zugeben. Den Braten ca. 2 Std. garen, dabei von Zeit zu Zeit wenden. Anschließend den Fenchel zugeben und 1 Std. fertig garen.

3. Für die Lauchserviettenknödel den Lauch waschen und in sehr feine Ringe schneiden. Butter in einer Pfanne erhitzen und den Lauch darin anschwitzen. Milch, Eier Muskatnuss und Salz in einer Schüssel verschlagen und mit dem Lauch und den Semmelwürfeln in einer Schüssel vermengen. 15 Min. ziehen lassen. Mehl unterheben. Die Masse zu einer Rolle formen, in Frischhaltefolie wickeln und fest eindrehen. Zusätzlich in Alufolie wickeln. Die Knödelmasse in köchelndem Wasser oder im Dampfgarer ca. 20 Min. bei geringer Hitze garen.

4. Den Sauerampfer waschen, trocken tupfen, einige Blättchen beiseite legen, den Rest fein hacken. Die Butter in einem Topf schmelzen und kurz vor dem Servieren den gehackten Sauerampfer zugeben.

5. Die Knödelrolle von der Folie befreien und in ca. 2 cm dicke Scheiben schneiden. Den Schweinsbraten aufschneiden, mit Knödeln und Fenchel anrichten, mit Butter beträufeln und mit Sauerampfer dekorieren.

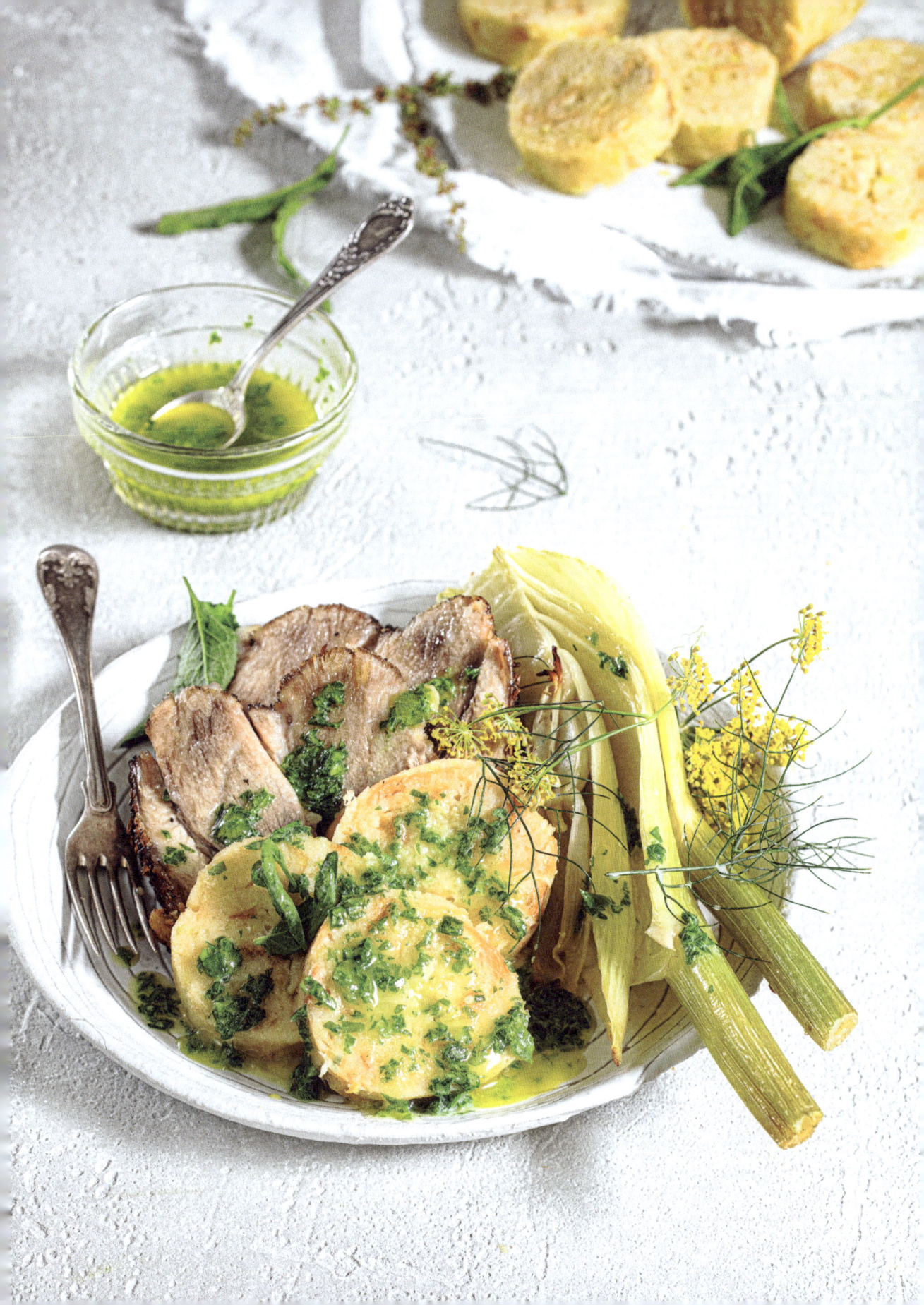

Im Ofen gegarter Brokkoli mit Haselnüssen, Joghurt und Zimt

FÜR 4 PORTIONEN

Für den griechischen Joghurt
Abrieb und Saft von 1 Bio-Limette
125 g griechischer Joghurt
Meersalz
2 Prisen Zimt
Chilipulver

Für den Brokkoli
2 Brokkoli
2 Knoblauchzehen
1 Stück Ingwer (5 cm)
4 EL Olivenöl
2 EL Honig
½ TL Koriandersamen
40 g ganze Haselnüsse

Außerdem
1 Handvoll Wild- und Gartenkräuter

ZUBEREITUNG

1. Für den griechischen Joghurt Limettenabrieb und -saft mit Joghurt, Meersalz und Zimt verrühren. In eine Schüssel füllen und mit etwas Chilipulver bestreuen.

2. Für den Brokkoli das Backrohr auf 180 °C vorheizen. Den Brokkoli in möglichst feine große Scheiben schneiden, dabei den Strunk nicht entfernen. Die Knoblauchzehen ungeschält mit der Hand etwas zerdrücken. Den Ingwer schälen und fein hacken.

3. Die Brokkolistücke auf einem Backblech verteilen. Knoblauch zugeben. Mit Olivenöl und Honig beträufeln und mit Koriander, Ingwer und den Haselnüssen vermischen. 20–25 Min. im Backrohr garen.

4. Die Kräuter abbrausen und trocken tupfen. Den Brokkoli mit dem Joghurt auf Tellern anrichten und mit den Kräutern garniert servieren.

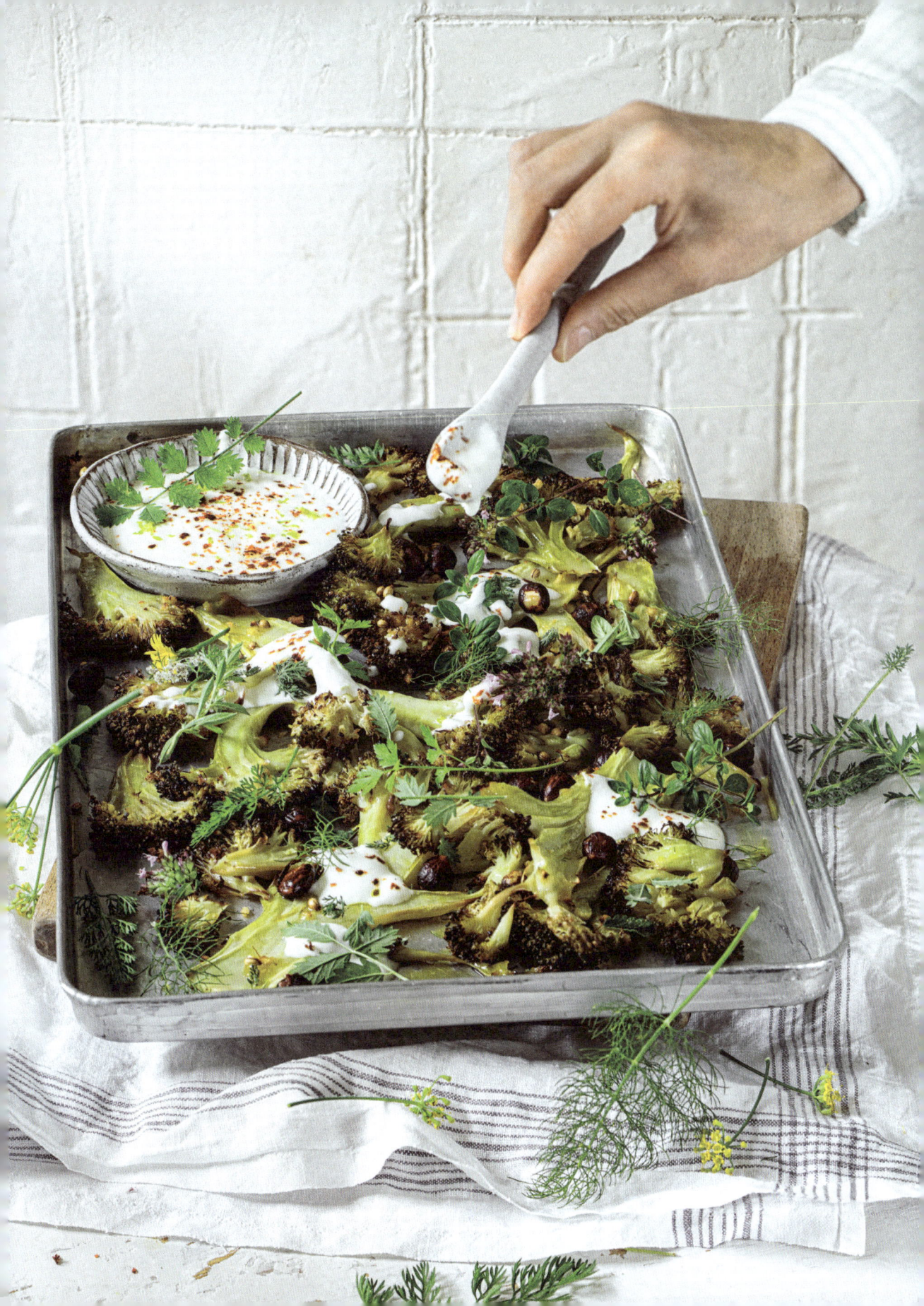

Flammkuchen mit weißem Spargel, Portulak und Kurkuma

FÜR 4 PORTIONEN

500 g grüner und weißer Spargel
1 große rote Zwiebel
200 g getrocknete Tomaten (Glas)
125 g Crème fraîche
3 EL Sauerrahm
1 TL gemahlene Kurkuma
2 EL gehackte Kräuter
(z. B. Petersilie, Koriander)
2 Flammkuchen-Böden à 260 g
100 g Portulak

ZUBEREITUNG

1. Den Spargel putzen und schräg in Stücke schneiden. Die Zwiebel schälen, halbieren und grob in Scheiben schneiden. Die getrockneten Tomaten in kleine Würfel schneiden und mit Crème fraîche, Sauerrahm, Kurkuma und Kräutern in einer Schüssel verrühren.

2. Das Backrohr auf 200 °C vorheizen. Die Flammkuchen-Böden auf 2 Backbleche legen und mit der Creme bis zum Rand bestreichen. Zwiebel und Spargel darauf verteilen.

3. Die Flammkuchen ca. 15 Min. goldgelb backen. Den Portulak abbrausen, trocken tupfen und vor dem Servieren über die Flammkuchen streuen.

Tipp

Flammkuchen vor dem Servieren mit gerösteten Pinien- oder Sonnenblumenkernen bestreuen.

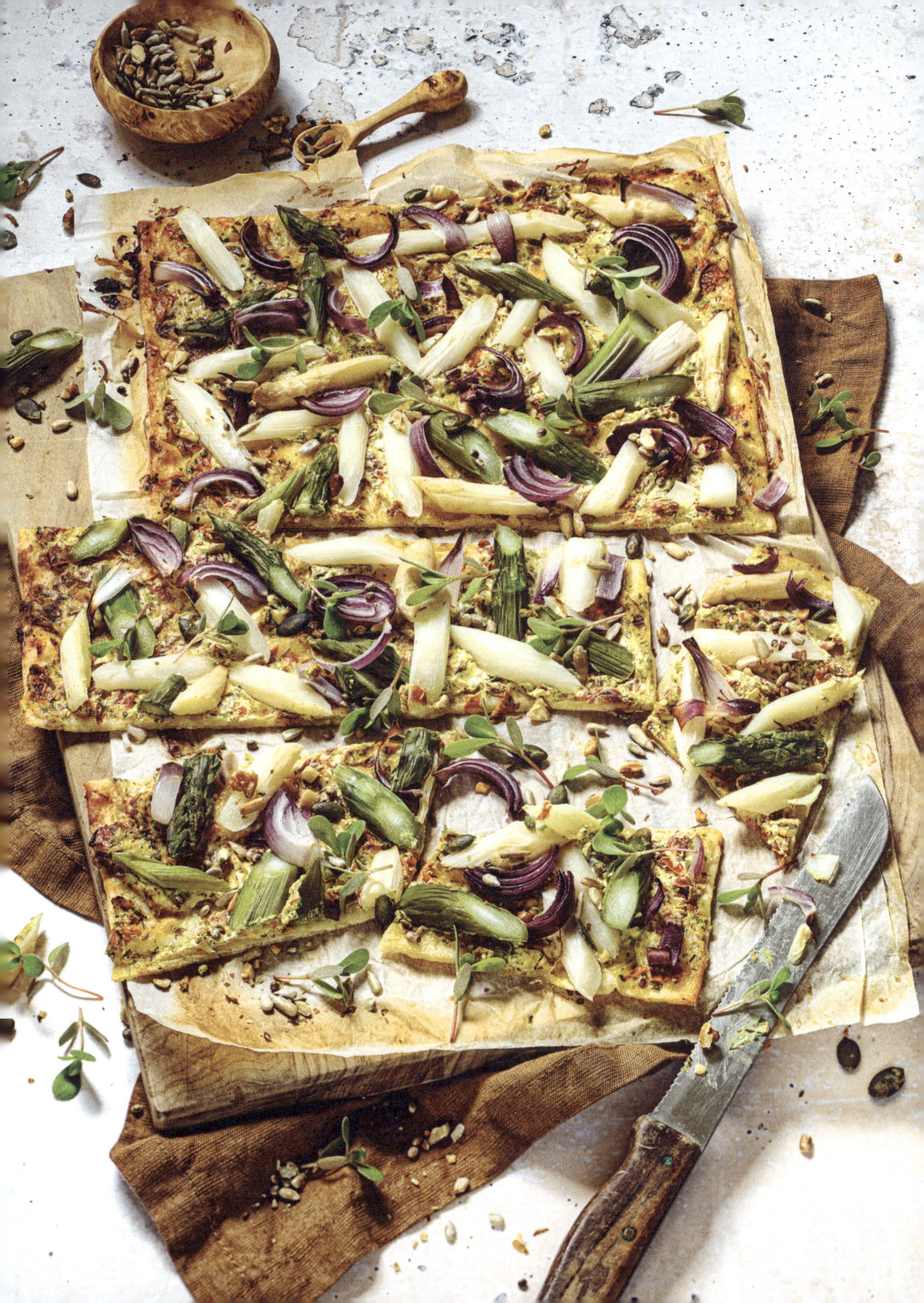

Brennnesselsuppe mit Mandelöl und Kokosnuss-Hirsenockerl

FÜR 4 PORTIONEN

Für die Suppe

2 Erdäpfel (mehligkochend)
5 Schalotten
30 g Butter
750 ml klarer Gemüsefond
350 g Brennnesselspitzen
2 Knoblauchzehen
2 Prisen Currypulver
Salz
frisch gemahlener
schwarzer Pfeffer

Für die Nockerl

70 g Hirse
160 ml Gemüsebrühe
1 Knoblauchzehe
2 Scheiben Toastbrot
1 Ei
30 g Topfen (20 % Fett)

Außerdem

1 EL grobe Kokosnuss-Chips
2 EL Mandelöl

ZUBEREITUNG

1. Für die Suppe die Erdäpfel schälen und klein würfeln. Die Schalotten schälen und fein schneiden. Butter in einem Topf zerlassen und die Schalotten darin anschwitzen. Mit Gemüsefond aufgießen und die Erdäpfelwürfel zugeben. Die Suppe aufkochen und ca. 15 Min. kochen lassen, bis die Erdäpfel weich sind.

2. In der Zwischenzeit die Brennnesselspitzen waschen und grob hacken. Die Knoblauchzehen schälen und fein hacken. Wenn die Erdäpfelwürfel gar sind, die Brennnesselspitzen zugeben und kurz in der kochenden Suppe ziehen lassen. Die Suppe pürieren. Knoblauch zufügen und die Suppe mit Currypulver, Salz und Pfeffer würzen.

3. Für die Nockerl die Hirse in einem Sieb kalt abspülen und abtropfen lassen. In einem Topf mit der Gemüsebrühe vermengen. Aufkochen und die Hirse bei niedriger Hitze weichkochen.

4. Den Knoblauch schälen und fein hacken, das Toastbrot fein würfeln. Den Topf mit der Hirse vom Herd nehmen und Knoblauch, Toastbrotwürfel, Ei, Topfen und unter die Hirsemasse heben. 30 Min. ziehen lassen, anschließend mit Salz würzen.

5. Wasser mit etwas Salz in einem Topf aufkochen. Aus der Hirsemasse mit 2 Esslöffeln 8 kleine Nockerl formen und im Salzwasser bei niedriger Hitze ca. 10 Min. garen.

6. Die Suppe auf Suppentellern verteilen, jeweils 2 Hirsenockerl hineingeben. Mit Kokos-Chips bestreuen und mit Mandelöl beträufelt servieren.

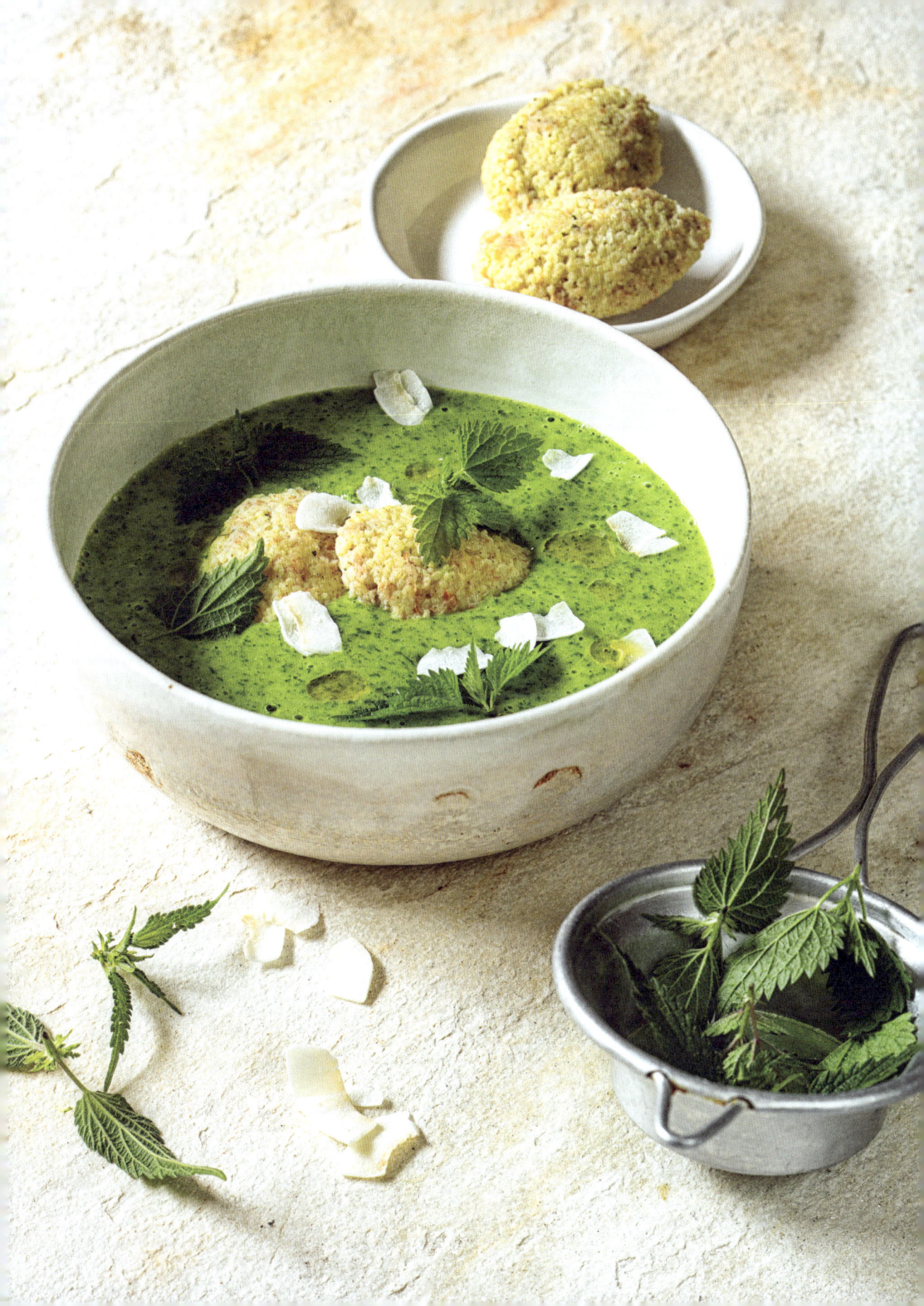

Haferflocken-Porridge mit frischen Beeren

FÜR 4 PORTIONEN

2 EL ganze Mandeln mit Schale
160 g feine Haferflocken
2 Prisen Zimt
1 Prise Salz
500 ml heißes Wasser
100 ml Naturjoghurt
40 ml Ahornsirup
ca. 4 TL Sanddornsaft
250 g gemischte Beeren

ZUBEREITUNG

1. Die Mandeln grob hacken und in einer Pfanne ohne Fett goldbraun rösten.

2. Haferflocken, Zimt und Salz in einer Schüssel vermengen. Das heiße Wasser nach und nach angießen. Das Porridge umrühren und mit der Hälfte des Joghurts vermischen.

3. Porridge auf Schüsseln verteilen, mit dem restlichen Joghurt, Ahornsirup und dem Sanddornsaft beträufeln und mit Beeren und gerösteten Mandeln garnieren.

Tipp

Die Flocken des Hafers enthalten viel Selen, das vor Depressionen schützen sowie extreme Stimmungsschwankungen ausgleichen soll.

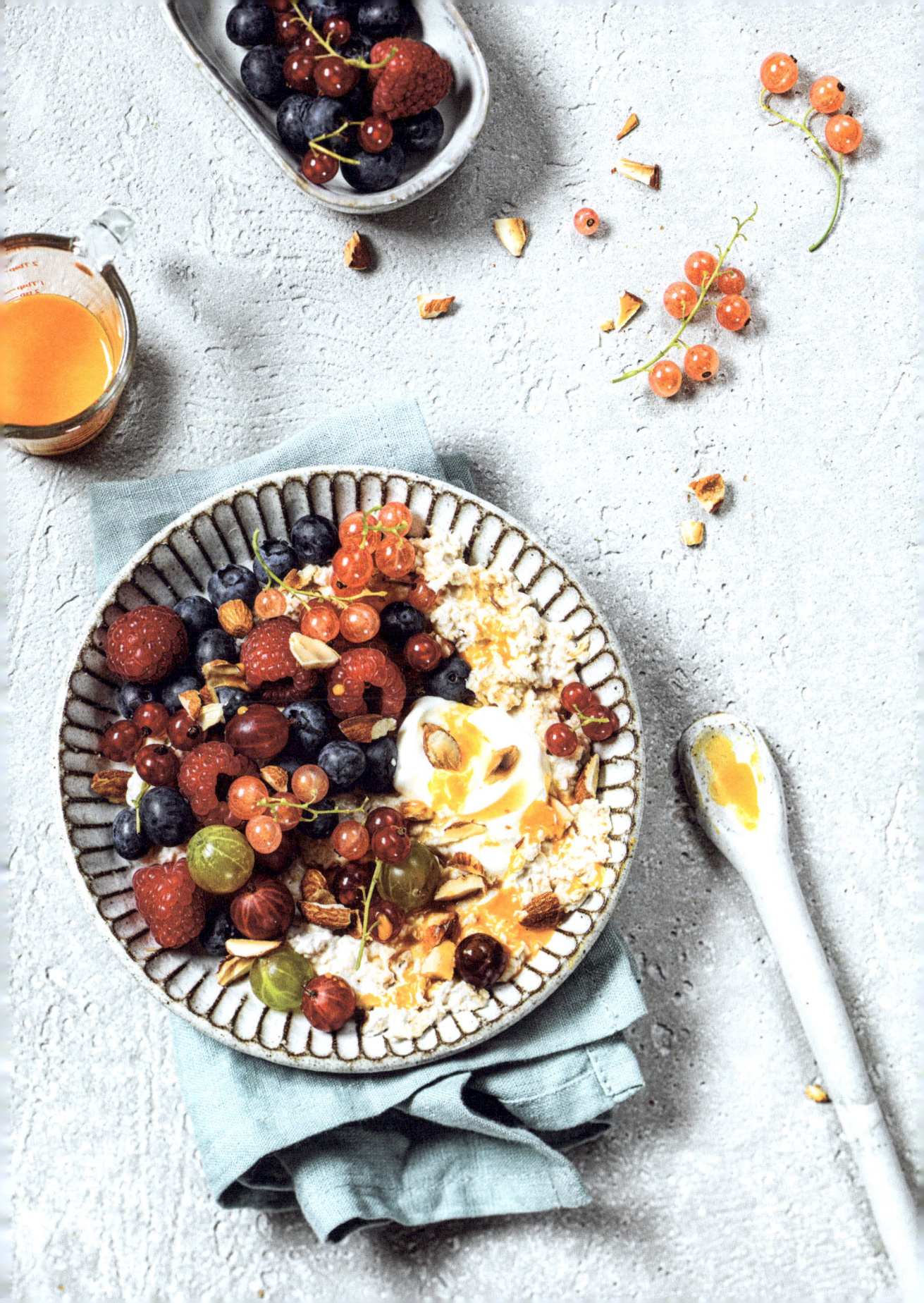

Spinatsalat mit Wild- kräuterweckerl, Kapuzinerkresse und Hühnerleber

FÜR 4 PORTIONEN

Für die Wildkräuterweckerl

30 g Germ
2 Prisen Zucker
250 ml lauwarmes Wasser
500 g glattes Mehl (Type 700)
1 TL Salz
1 Handvoll Wildkräuter
2 EL Sesamsamen

Für den Spinatsalat

200 g junger Blattspinat
Salz
frisch gemahlener
schwarzer Pfeffer
Saft von 1 Zitrone
2 EL Olivenöl
1 EL Weißweinessig
Kerne von 1 Granatapfel

Außerdem

150 g Hühnerleber
2 EL Olivenöl
1 Handvoll Kapuzinerkresse

ZUBEREITUNG

1. Für die Weckerl Germ, Zucker und Wasser in einer Schüssel verrühren. Das Mehl in eine Schüssel sieben und mit der Hefemischung und Salz mit den Knethaken des Handrührgeräts mindestens 5 Min. oder von Hand mindestens 10 Min. kneten. Den Teig mit den Händen anschließend weiterkneten, bis er geschmeidig ist. Abgedeckt 35 Min. bei Zimmertemperatur gehen lassen.

2. Die Wildkräuter abbrausen, trocken tupfen, die Blättchen abzupfen, fein hacken und unter den Teig kneten. Aus dem Teig 6 längliche Weckerl formen. Die Oberfläche der Weckerl mehrmals schräg einschneiden, mit Wasser bestreichen und mit Sesam bestreuen. Die Weckerl ca. 40 Min. ruhen lassen. Das Backrohr auf 190 °C vorheizen und die Weckerl darin 20 Min. backen.

3. Für den Salat den Blattspinat waschen und mit Salz, Pfeffer, Zitronensaft, Olivenöl, Weißweinessig und den Granatapfelkernen vermischen.

4. Die Hühnerleber waschen, trocken tupfen, salzen und in einer Pfanne mit Olivenöl rundum bei geringer Hitze anbraten.

5. Die Kapuzinerkresse abbrausen, trocken tupfen und in feine Streifen schneiden. Den Salat mit der Hühnerleber anrichten, mit Kapuzinerkresse garnieren und mit den Weckerln servieren.

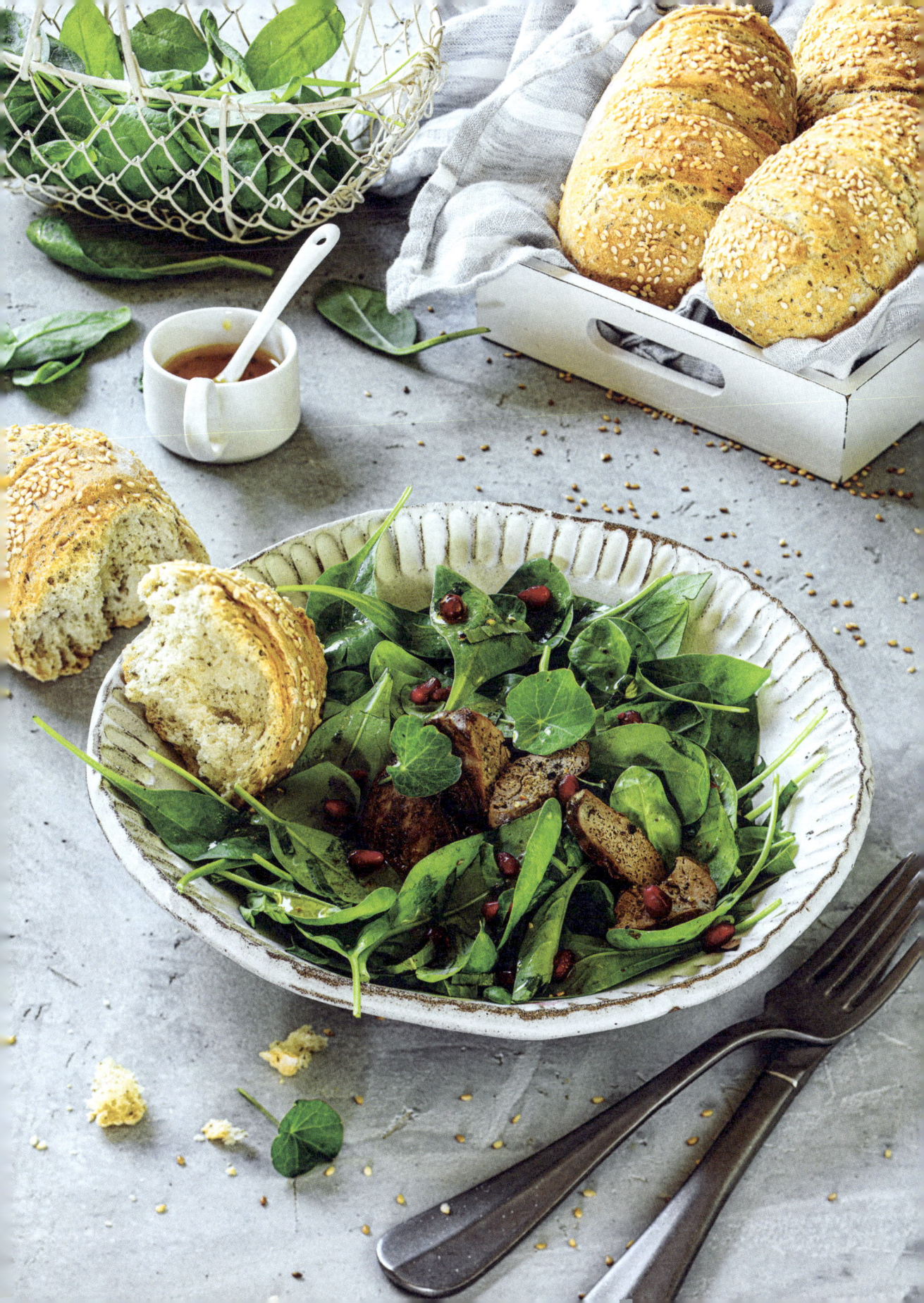

Karottenkuchen
mit Waldmeisterobers

FÜR 1 KASTENFORM

Für den Waldmeisterobers

3 EL frische Waldmeisterblätter
250 ml Schlagobers
1 EL Staubzucker

Für den Teig

270 g Karotten
3 Eier
240 g Staubzucker
230 g glattes Mehl (Type 700)
1 Pck. Backpulver
2 EL frisch geriebener Ingwer
1 TL gemahlener Kardamom
½ TL Zimt
Salz
120 ml Sonnenblumenöl

Außerdem

Kastenform (25 cm)
Butter und Mehl für die Form
3–4 Stängel frischer Waldmeister

ZUBEREITUNG

1. Für den Waldmeisterobers am Vortag den frisch geschnittenen Waldmeister abbrausen, trocken tupfen und ca. 1 Std. welken lassen. Schlagobers mit dem Waldmeister in einem Topf aufkochen und 1 Min. köcheln lassen. Vom Herd nehmen, auskühlen lassen und abgedeckt über Nacht im Kühlschrank ziehen lassen.

2. Für den Teig die Karotten schälen und reiben. Eier und Staubzucker cremig schlagen. Alle trockenen Zutaten sowie die Gewürze miteinander vermengen und unter die Eiermasse rühren. Zum Schluss das Sonnenblumenöl unterrühren und die Karotten unterheben.

3. Die Form fetten und mit Mehl ausstäuben. Das Backrohr auf 160 °C vorheizen. Den Teig in die Form füllen und den Kuchen 60 Min. backen. Am Ende der Backzeit eine Garprobe machen.

4. Vor dem Servieren den Schlagobers durch ein Sieb gießen und in einer Schüssel mit dem Staubzucker cremig aufschlagen. Den aufgeschnittenen Karottenkuchen mit Obers und frischem Waldmeister garniert servieren.

Tipp

Waldmeisterobers schmeckt ebenfalls hervorragend
zu frischen Erdbeeren im Sommer.

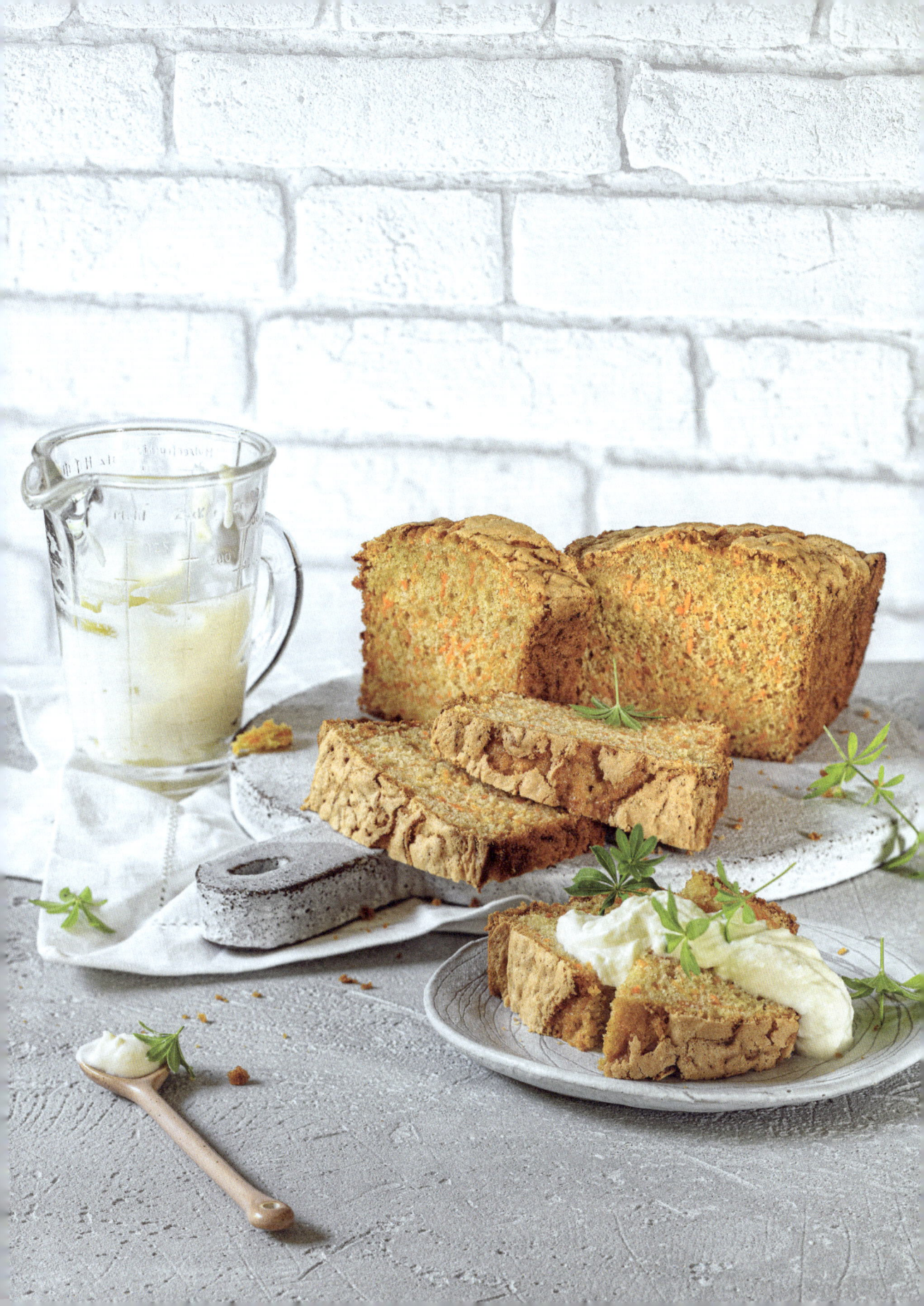

Frittierte Holunderblüten mit Erdbeer-Zitronen-Creme

FÜR 4 PORTIONEN

Für die frittierten Blüten
16 Holunderblütendolden
2 Eier
100 g glattes Mehl
200 ml Weißwein
1 Pck. Vanillezucker
2 Prisen Zimt
1 Prise Salz
30 g Zucker

Für die Erdbeer-Zitronen-Creme
200 g reife Erdbeeren
250 g Sauerrahm
50 g Staubzucker
Saft von 1 Zitrone
etwas Melisse zum Garnieren
(optional)

Außerdem
500 ml Sonnenblumenöl
Staubzucker zum Bestäuben

ZUBEREITUNG

1. Für die frittierten Blüten die Holunderblütendolden vorsichtig abspülen und trocken tupfen. Für den Teig die Eier trennen. Die Dotter mit Mehl, Weißwein, Vanillezucker und Zimt in einer Schüssel mit einem Schneebesen glattrühren. Die Eiklar mit Salz gut anschlagen, anschließend zu einem cremigen Eischnee schlagen, dabei den Zucker nach und nach einrieseln lassen. Den Eischnee unter die Eiermasse heben.

2. Das Sonnenblumenöl in einem Topf auf ca. 170 °C erhitzen. Die Holunderblütendolden nacheinander behutsam durch den Teig ziehen, etwas abtropfen lassen und in heißem Fett knusprig braun frittieren. Auf Küchenpapier abtropfen lassen und sofort mit reichlich Staubzucker bestäuben.

3. Für die Erdbeer-Zitronen-Creme die Erdbeeren waschen, vom Stielansatz befreien und in Scheiben schneiden. Den Sauerrahm mit Staubzucker und Zitronensaft verrühren. Die Erdbeeren mit der Sauerrahmmasse auf Tellern anrichten, mit Melisse garnieren und mit den Holunderblüten servieren.

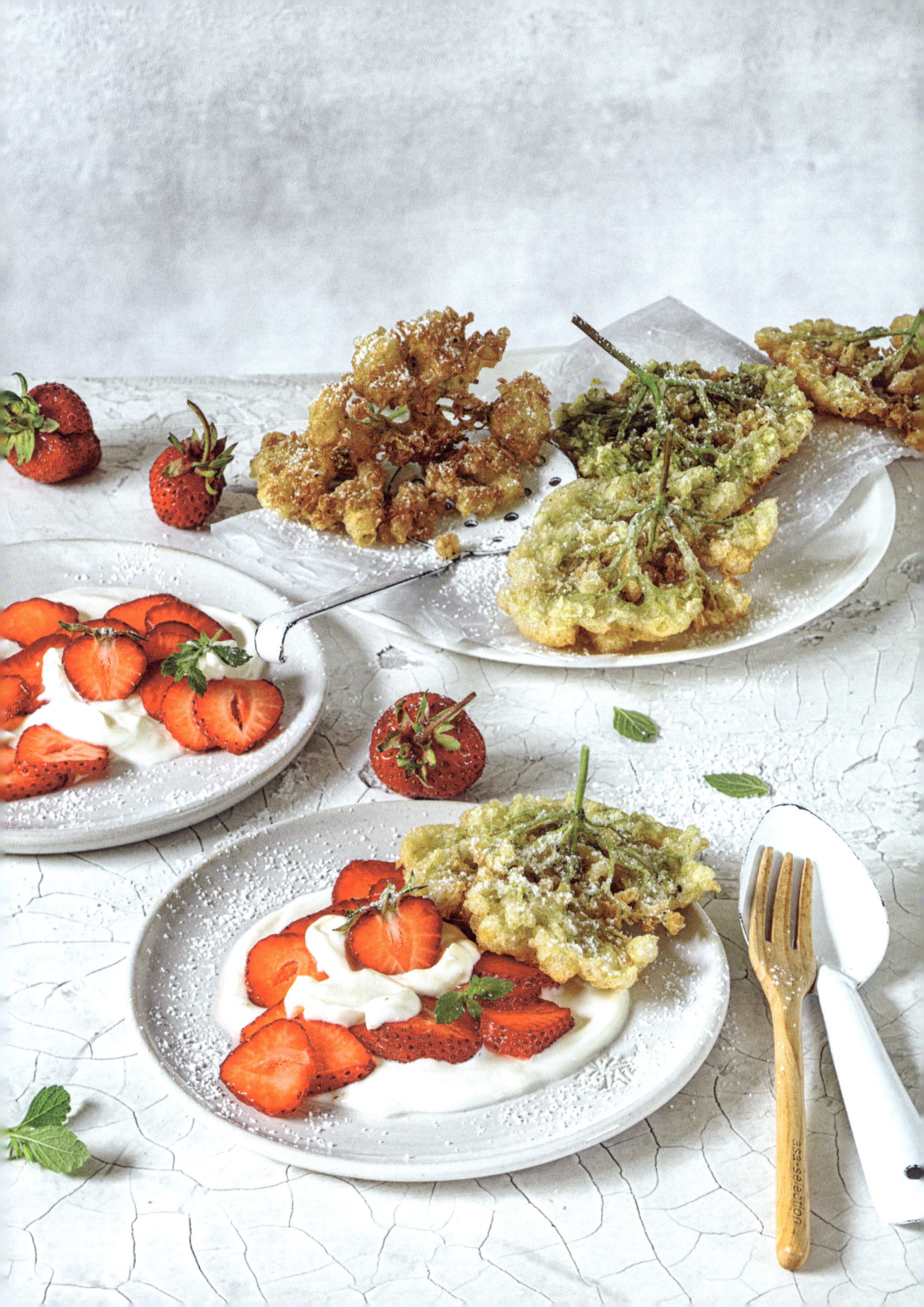

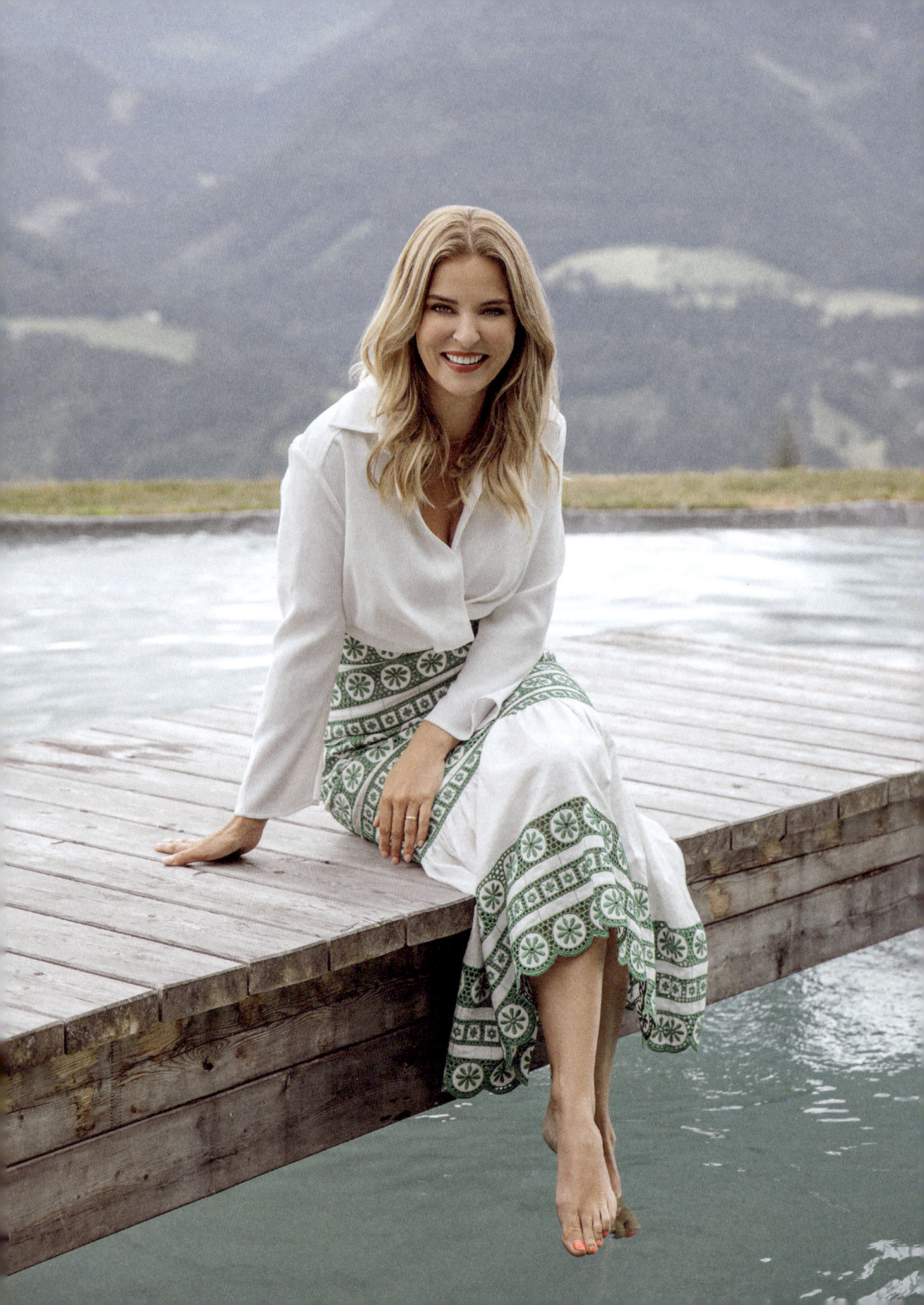

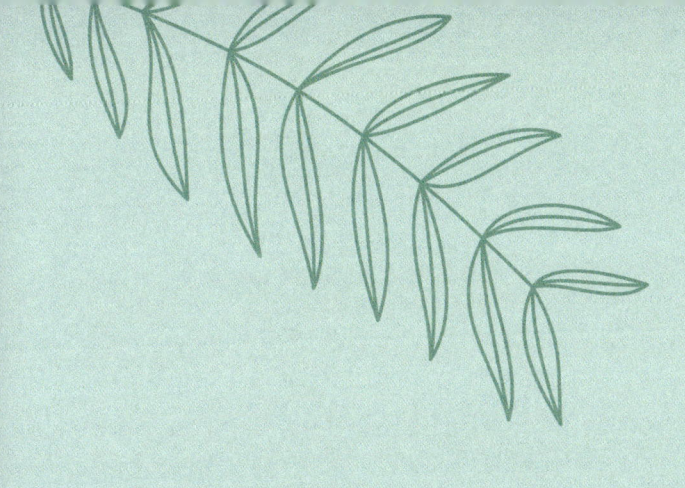

Entspannen, loslassen & durchatmen

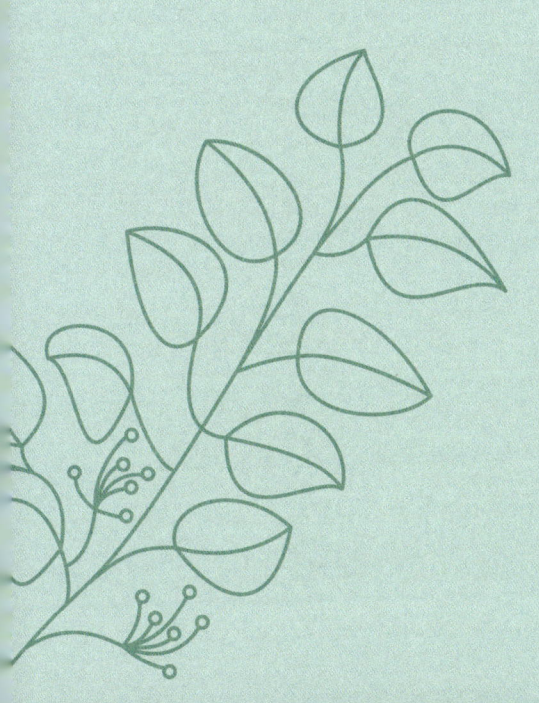

Wenn wir *entspannt* sind, strahlen wir Freude und Zufriedenheit aus. *Entspannung* ist aktive *Schönheitspflege.*

Stress lass nach!

Deine Fähigkeit, dich zu *entspannen*, ist eine wichtige Basis für dein Strahlen. Dein Aussehen wird nämlich direkt und indirekt auch von deinem Nervensystem beeinflusst. Darum geht es in diesem Kapitel auch um „Stress" und wie wir ihn loswerden können.

Stress hat einen schlechten Ruf, da er unserer Gesundheit ganz schön zusetzen kann. Ihn per se zu verdammen, wäre jedoch nicht richtig, denn eigentlich ist Stress ein wichtiger Mechanismus unseres Körpers, der evolutionsbiologisch sehr sinnvoll ist. Nimmt unser Gehirn einen Stressor wahr, löst es eine ganze Kaskade von Reaktionen in unserem System aus. Der Körper wird in Alarmbereitschaft versetzt, um in den Flucht- oder Kampf-Modus zu gelangen. Hormone wie Cortisol und Adrenalin fluten den Körper. Blutzuckerspiegel und Blutdruck steigen. Unser Herz schlägt schneller und pumpt mehr Blut in die Extremitäten. Die Muskeln werden besser durchblutet, damit wir rasch lossprinten können, falls Gefahr droht. Die Atmung beschleunigt sich, die Muskeln spannen sich an. Körperfunktionen wie unsere Verdauung oder Wachstumsprozesse, die bei akuter Gefahr keinen Vorrang haben, werden zurückgefahren. So sind wir bestens vorbereitet, um rasch zu reagieren oder im Ernstfall zu kämpfen oder zu flüchten.

Beim Stress unterscheiden wir Eustress und Distress. Unter Eustress versteht man einen positiven Stress, der unsere Konzentration und unsere Leistungsfähigkeit steigert. Diesen empfinden wir in Situationen, die uns vor eine Herausforderung stellen, die wir als lösbar empfinden. Beim Distress geschieht genau das Gegenteil. Er überfordert uns und kann, wenn er chronisch wird, unser Immunsystem belasten, zu Verdauungs- und Schlafstörungen führen und uns in den Burnout gleiten lassen. Diese Art von Stress wollen wir nicht.

Unser vegetatives Nervensystem

Bei all diesen Abläufen in unserem Körper spielt das vegetative Nervensystem eine entscheidende Rolle. Bei Stress, Leistungsdruck, Lärm oder sozialer „Bedrohung", die etwa durch zwischenmenschliche Konflikte, Abwertung durch andere oder Angst vor anderen Menschen entsteht, ist unser sympathisches Nervensystem aktiviert. Es fungiert als eine Art Gaspedal. Beruhigt wird unser aufgebrachtes System durch das parasympathische Nervensystem, den Gegenspieler des sympathischen Systems, der gerne auch als Bremse bezeichnet wird. Alles, was unserer Entspannung dient, aktiviert unseren Para-

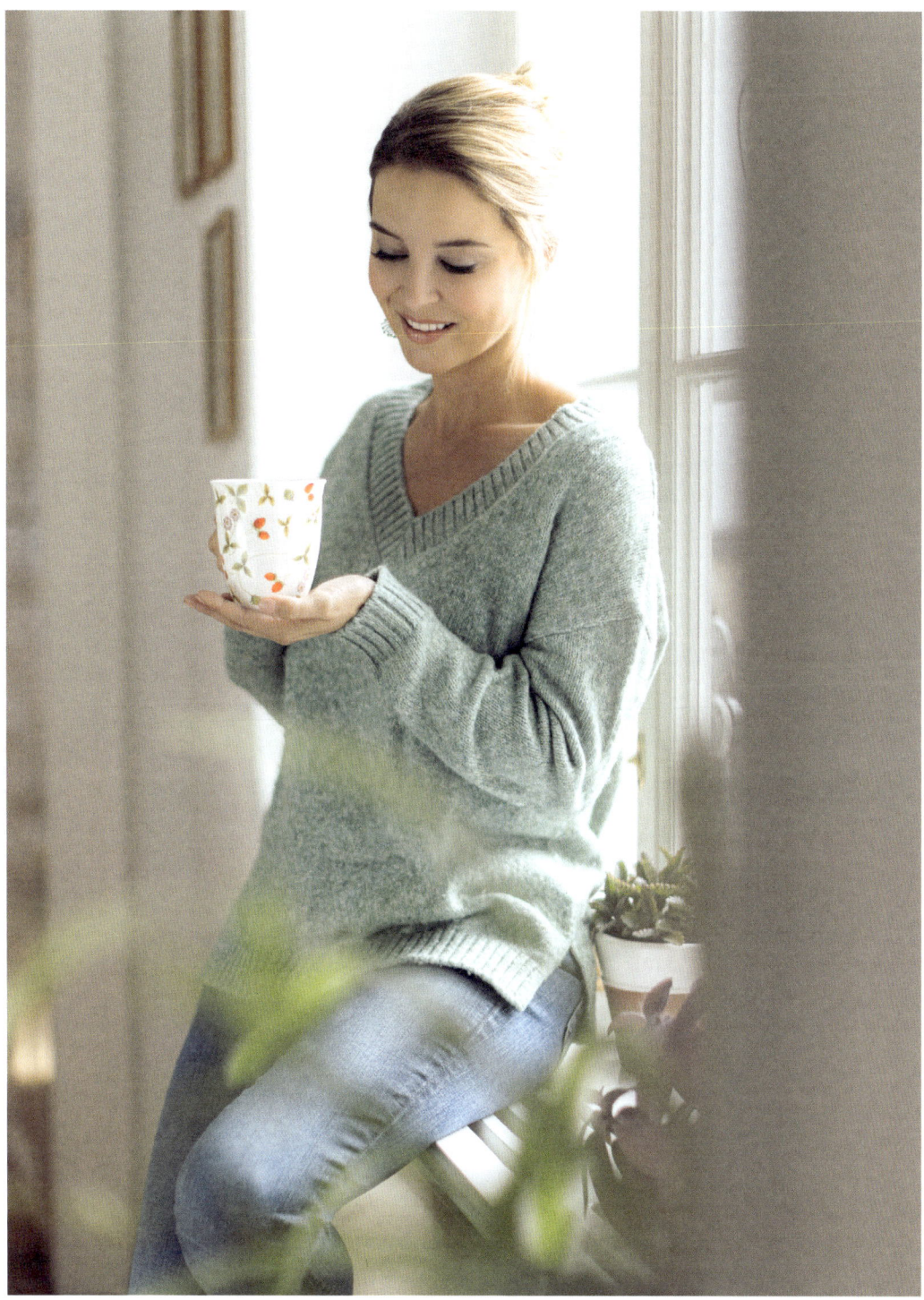

sympathikus: Waldspaziergänge, Bewegung in der Natur, Stille, Meditation, Yoga, freudvolle soziale Kontakte, kreative Betätigung. Es gibt vielfältige Wege und Methoden, um vom sympathischen wieder in den parasympathischen Modus zu kommen.

> Alles, was unserer *Entspannung* dient, aktiviert unseren Parasympathikus: Waldspaziergänge, Bewegung in der Natur, *Stille*, Meditation, Yoga, freudvolle *soziale* Kontakte, kreative Betätigung.

Keines der beiden Systeme ist besser als das andere. Wir brauchen sie beide. Im besten Fall sind sie in unserem Leben ausgewogen im Einsatz. Leider ist dieses wünschenswerte Gleichgewicht bei vielen Menschen heute jedoch nicht die Regel. Unser Leben ist oft enorm stressig. Lärm, Reizüberflutung, viel zu viel Arbeit, soziale Probleme, Konflikte am Arbeitsplatz, finanzielle Sorgen, Stress mit Eltern, Kindern oder Partner*in, schlechte Vereinbarkeit von Beruf und Familie und zusätzlich auch noch eine ganze Armada an handfesten und mitunter existenzbedrohenden Krisen wie Corona, Krieg und Inflation: Viele von uns haben zum Ausgleich nur wenig entspannende Elemente in der parasympathischen Waagschale.

Vorsicht vor chronischem Stress

Wenn wir uns allzu lange im chronischen Stressmodus befinden, leidet unsere Gesundheit. Bluthochdruck, Muskelverspannungen, ein geschwächtes Immunsystem und ein erhöhtes Risiko für Diabetes und Herz-Kreislauf-Erkrankungen gehen damit einher. Unsere Stimmung verschlechtert sich, unsere Leistungsfähigkeit und die Qualität unseres Schlafes nehmen ab (was uns oft noch mehr stresst). Daraus können Angststörungen, Depression oder auch ein Burn-out entstehen. Wenn wir in diesen Teufelskreis geraten, leidet auch unser Aussehen. Denn chronischer Stress setzt unserer Haut ebenso zu wie unserem inneren Strahlen.

Vielfältige Stressursachen

Am häufigsten stresst uns laut einer Studie die Arbeit, dicht gefolgt von (zu) hohen Ansprüchen an uns selbst. Auch der sogenannte Freizeitstress, also Termine oder Verpflichtungen im Familien- oder Freundes- und Bekanntenkreis, machen uns gehörig zu schaffen, ebenso wie die Teilnahme am Straßenverkehr oder unsere ständige Erreichbarkeit.

Dabei gibt es interessante geschlechtsspezifische Unterschiede. Männer empfinden Stress häufig durch ungenügende Anerkennung, Zeitdruck, Konkurrenzverhalten und Karrierestreben im Job. Frauen sind besonders durch die Doppelbelastung von Beruf und Familie Stress ausgesetzt. Und auch bei der Art und Weise, Stress zu bewältigen, gibt es geschlechtsspezifische Unterschiede. Männer versuchen häufig, Stress mit riskanten oder aggressiven Verhaltensweisen, Alkoholkonsum oder Leugnen des Stresses zu bewältigen. Frauen neigen dazu, sich zurückzuziehen oder mit Ängsten zu kämpfen. Sie sind es aber auch, die sich eher soziale Unterstützung holen.

Ins Gesicht geschrieben

„Du siehst blendend aus! Warst du auf Urlaub?" Wir alle kennen solche Sätze und sie verraten uns den direkten Zusammenhang zwischen unserer Ausstrahlung und dem Zustand unseres Nervensystems. Wenn wir entspannt sind, leuchtet das Leben aus unseren Augen und wir strahlen Freude und Zufriedenheit aus. Unser seelischer Zustand steht uns buchstäblich ins Gesicht geschrieben. An unserer Entspannung zu arbeiten, ist also nicht zuletzt auch aktive Schönheitspflege.

Zum Aus-der-Haut-Fahren!

Dass Stress Entzündungsreaktionen im Körper hervorrufen kann, ist heute kein Geheimnis mehr. Entzündungen schwächen Gefäße und Gewebe, und unsere Haut spiegelt auf diese Weise nicht selten wider, wie es in unserem Inneren eigentlich aussieht. Sie zeigt in stressigen Situationen gerne an, dass etwas nicht stimmt. Ist sie doch die Barriere zur Außenwelt und wird auch zu Recht als Spiegel der Seele bezeichnet. So sind raue und gerötete Haut, Ausschläge, Pickel oder Fieberblasen nicht selten die Folge von innerem Stress. Aber auch ernsthaftere Hauterkrankungen wie Psoriasis oder Neurodermitis können sich durch Stress verschlechtern. Im Fachjargon werden derlei Hautreaktionen daher auch psychosomatische Dermatosen genannt. Aus all diesen Gründen solltest du also deiner Entspannung einen fixen Platz in deinem Alltag einräumen.

Den Stress wegessen?

Hand aufs Herz: Wie verändert sich dein Essverhalten bei Stress? Wenn du dazu neigst, in stressigen Zeiten Süßigkeiten und Junkfood oder leere Kohlenhydrate (Weißbrot, Nudeln & Co.) in dich hineinzustopfen, bekommt dein Körper nicht die Nährstoffe, die er gerade jetzt besonders braucht, nämlich hochwertige Kohlenhydrate, wie sie in vollwertigem Getreide enthalten sind, Eiweiß, entweder aus pflanzlichen Quellen wie Hülsenfrüchten oder Nüssen oder in Maßen qualitativ hochwertiges tierisches Eiweiß. Darüber hinaus benötigt unser Körper in stressigen Zeiten Vitamine, Mineralstoffe, Spurenelemente und gute Fette. Eine hochwertige Ernährung wirkt sich positiv auf unser Nervensystem und direkt auf unsere Haut und unser Bindegewebe aus.

Dabei kommt es jedoch nicht nur darauf an, was wir essen, sondern auch wie wir essen. Mahlzeiten, die unseren Gaumen erfreuen und für die wir uns ausreichend Zeit nehmen, können unseren Energietank besser auffüllen als solche, die wir zwischen Tür und Angel zu uns nehmen. Deshalb: Fernseher aus, Handy weg und das Essen bewusst genießen! Denn wie schon erwähnt: Sind wir im Stressmodus, fährt unser Körper die Verdauung herunter, da sie bei akuter Bedrohung nachrangige Bedeutung hat.

Heilsames Wasser

In stressigen Zeiten vergessen wir darüber hinaus auch gern, unseren *Flüssigkeitsspeicher* aufzufüllen. Er ist jedoch nicht nur für unser Strahlen und unsere Haut, sondern auch für unsere Nerven enorm wichtig.

Für unser Nervensystem ist ein gut gefülltes inneres Wasserreservoir wünschenswert. Ausreichend Wasser trinken aktiviert das vegetative Nervensystem, und das hat Einfluss auf den Stoffwechsel. Ernährungsmediziner der Berliner Charité haben sogar herausgefunden, dass ein Wasserkonsum von rund zwei Litern täglich bis zu 2,4 kg Fettmasse pro Jahr abbauen könnte. Denn der Körper verbraucht nach dem Wassertrinken mehr Energie.

Hydrotherapie nach Sebastian Kneipp

Besonders wirksam ist Wasser für unser Nervensystem auch in Form von Anwendungen, wie sie Pfarrer Sebastian Kneipp empfohlen hat. Der Wasserdoktor hat uns ein reiches Wissen über die Heilkraft des Wassers hinterlassen. Bei den von ihm empfohlenen kalten Güssen werden beispielsweise Kaltreize über die Haut zum Nervensystem weitergeleitet. Das kalte Wasser verengt zunächst die peripheren Blutgefäße, die sich gleich darauf wieder erweitern. Dies kommt einem Trainingsprogramm gleich, das die Durchblutung der Haut und der darunter liegenden Organe för-

dert. Die Zellen bekommen mehr Sauerstoff, Stoffwechselvorgänge werden angeregt, der Lymphfluss zirkuliert besser, Giftstoffe werden ausgeschieden und Herz und Kreislauf entlastet.

Wer regelmäßig Kneippgüsse anwendet oder das sogenannte Wassertreten ausführt, aktiviert und stärkt Atmung, Kreislauf, Wärmehaushalt, Stoffwechsel, Verdauung und auch das Nervensystem. Auch bei Schlafstörungen sollen sich derlei Wasseranwendungen positiv auswirken.

Von frischer Luft einmal abgesehen, ist *Wasser* eines unser billigsten *Hausmittel.*

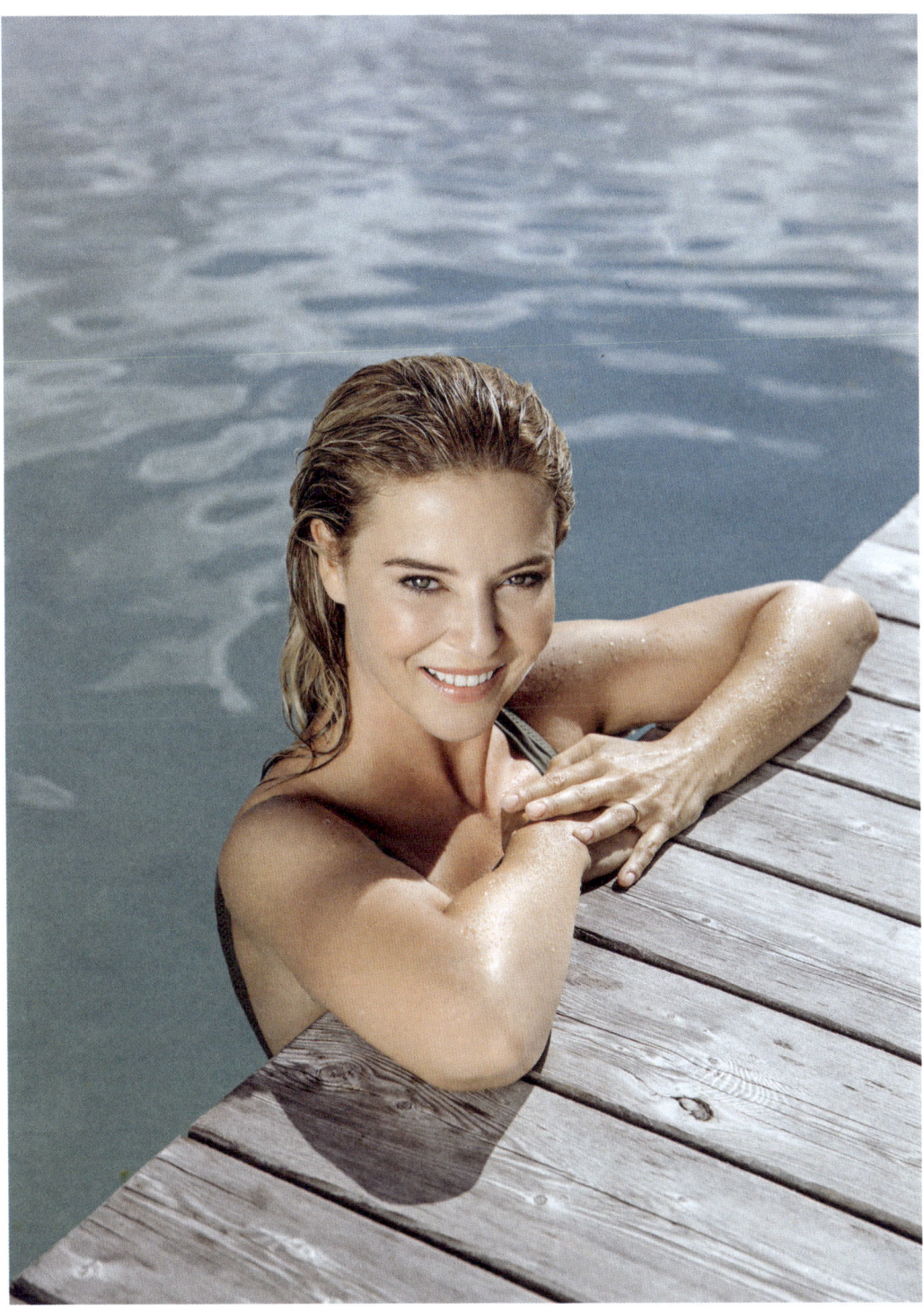

Schlaf dich schön und gesund

Eine gute *Schlafqualität* ist eine essenzielle Voraussetzung dafür, langfristig körperlich und psychisch gesund zu bleiben. Unser Körper widmet sich in der Nacht ganz sich selbst. Er regeneriert, repariert, entgiftet, reinigt sich und *sammelt Kraft.*

Unser Gehirn ordnet und verarbeitet während des Schlafs sämtliche Eindrücke des Tages. Wenn wir im Alltag unter großem Stress stehen, aber in der Nacht immer noch gut schlafen können, schützen wir uns damit vor einem Burn-out. Ein guter Schlaf sorgt darüber hinaus für ein „ausgeschlafenes Gesicht" und trägt somit entscheidend zu deiner Strahlkraft bei, was eine schwedische Forschungsgruppe nachweisen konnte. Die Wissenschaftler fanden heraus, dass Menschen mit Schlafdefiziten als weniger attraktiv wahrgenommen werden als ausgeschlafene Personen. Dieses Studienergebnis hätte ich übrigens nach einigen durchwachten Nächten mit einem Kleinkind am Arm und darauffolgenden Drehtagen auch ohne wissenschaftlichen Background erahnen können. Aber so haben wir es schwarz auf weiß.

Tipps für einen erholsamen Schlaf

RUHEOASE SCHLAFZIMMER

Dein Schlafzimmer sollte dich dazu einladen, zur Ruhe zu kommen und in der Nacht Kraft und Energie zu schöpfen. Sanftes Licht, angenehme, nicht zu grelle Farben und ein bequemes Bett mit einer hochwertigen Matratze und kuscheligem Bettzeug aus möglichst naturnahen Materialien können dazu viel beitragen. Angenehme Düfte, ätherische Öle oder ein Zirbenbett können dein Schlafzimmer gleichzeitig zur Ruheoase und zu einem Ort der Entspannung machen.

Wenn dein Schlafzimmer ein richtiger Kraftplatz ist, wirst du diesen Ort vielleicht auch gerne mal während des Tags aufsuchen. Es kann dein persönlicher Rückzugsort werden, wenn du mal ein paar Minuten durchschnaufen möchtest – und das muss nicht immer nur in der Nacht sein. Ein kurzes Mittagsschläfchen am Sonntag, ein paar Minuten ausruhen, bevor deine Gäste kommen, entspannendes Kuscheln mit deinen Kindern oder ein Urlaubstag, der mit einem guten Buch und einer Tasse Tee in der Hand einfach nur dir alleine gehört – in all diesen Momenten kann ein Schlafzimmer wie ein Kurzurlaub sein.

EIN GESUNDER TAG-UND-NACHT-RHYTHMUS

Was in der jahrtausendealten Ganzheitstradition der chinesischen Medizin in Form der

Organuhr zum Standardwissen gehört, wusste bei uns auch noch so manche Großmutter: Der Schlaf vor Mitternacht ist der gesündeste. Ob man diesen traditionellen Weisheiten Glauben schenken mag oder nicht – Tatsache ist, dass unser Körper einem sogenannten zirkadianem, also sich über 24 Stunden erstreckendem Rhythmus unterliegt und unser Schlaf-Wach-Rhythmus eine wesentliche Rolle für unsere Leistungsfähigkeit und Gesundheit spielt. Eine ganze Reihe von Systemen in unserem Körper folgt dem 24-Stunden-Rhythmus. Dazu zählen etwa die Verdauung oder unser Hormonsystem. Eine Art innere Uhr in unserem Gehirn, die durch Umweltreize wie etwa Licht beeinflusst wird, synchronisiert diese Vorgänge andauernd. Diese zirkadianen Rhythmen sind beispielsweise auch dafür verantwortlich, dass sich Blumen zu einer bestimmten Zeit öffnen oder nachtaktive Tiere tagsüber ihren Unterschlupf nicht verlassen.

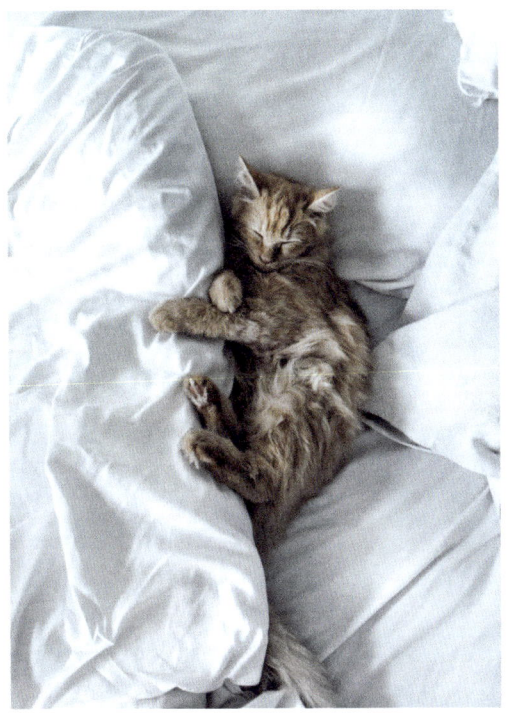

Bei uns Menschen übermittelt der Suprachiasmatische Nucleus (SCN), der im Hypothalamus in unserem Gehirn sitzt, unserem Körper die wesentlichen Signale dieses Rhythmus. Der SCN reagiert auf die wechselnden Lichtverhältnisse bei Tag und Nacht. Die Lichteinwirkung am Tag sorgt dafür, dass wir wach und aktiv sind. In der Nacht initiiert der SCN, dass das Schlafhormon Melatonin ausgeschüttet wird, das uns gut ein- und durchschlafen lässt. Ein gestörter Zirkadian-Rhythmus kann zu ernsthaften Schlafproblemen führen, was wiederum eine ganze Reihe an gesundheitlichen Problemen nach sich ziehen kann. Dieser Rhythmus kann durcheinanderkommen, wenn wir in andere Zeitzonen reisen, das weiß jeder, der schon mal einen Jetlag hatte. Im Regelfall akklimatisieren wir uns aber nach ein paar Tagen und finden in den neuen Tag-Nacht-Rhythmus. Schwerwiegendere Störungen können Menschen entwickeln, die Schichtarbeit machen und damit ihren Körper chronisch in einen Konflikt mit dem natürlichen Tageslicht-Rhythmus bringen.

LICHT UND SCHATTEN

In meiner Zeit als Medizinstudentin hat mich neben dem eifrigen Studieren immer das Reisen fasziniert. Viele kleine Jobs als Kellnerin, Promotional Girl oder Model verschafften mir die finanzielle Möglichkeit, einen großen Teil der Welt zu bereisen. El Salvador, die USA, Guatemala, Costa Rica, Bora Bora, Brasilien ... kein Weg und kein Flug waren mir zu weit, um in eine neue Welt einzutauchen. Irgendwann hatte ich den Frequent-Traveller-Status der Fluggesellschaft erreicht. Allerdings war ich auch sehr müde. Denn das ständige Umherhüpfen zwischen den Zeitzonen bescherte mir auch in „geordneten" Zeiten Probleme beim Durchschlafen und eine fahle Haut.

Heute erlebe ich in meiner Funktion als Ärztin oft Patienten, die beruflich unentwegt unterwegs sind und dann von mir ein Schlafmittel wollen, um die anstrengenden Reisen zu überstehen. Ein schwieriges Thema, denn die kurzfristige Hilfe mit Medikamenten löst die Ursache für die Beschwerden nicht und birgt die Gefahr, von den Medikamenten abhängig zu werden.

So unterstützt du deinen zirkadianen Rhythmus

Es gibt eine Reihe von Dingen, die du tun kannst, um deinen gesunden zirkadianen Rhythmus zu unterstützen:

— bei Tageslicht ins Freie gehen und sich dem natürlichen Licht aussetzen
— möglichst regelmäßige Schlafens- bzw. Aufwachzeiten
— tägliche Bewegung
— Koffein und andere aufputschende Substanzen meiden (besonders ab Mittag)
— vor dem Schlafengehen das Licht dimmen
— nicht unmittelbar vor dem Einschlafen am Handy oder Computer surfen
— lange Nachmittagsschläfchen vermeiden
— spätestens zwei Stunden vor dem Schlafengehen die letzte Mahlzeit essen

Ein- und Durchschlafen für Mutter und Kind

Wenn du – so wie ich – Mama von kleinen Kindern bist, weißt du, dass nicht du allein über eine erholsame Nachtruhe entscheidest. Ob du gut durchschlafen kannst, hängt in einem erheblichen Maß von der Schlafqualität deiner Kinder ab. Wie viele Nächte habe ich mit den Kleinen durchwacht, weil Hunger oder Bauchschmerzen sie nicht schlafen ließen. Der vom Nachwuchs verursachte Schlafentzug stand dem Stress in den Nachtdiensten im Spital in nichts nach. Und ja, ich habe schon von einigen Eltern gehört, dass ihre Kinder durchschlafen. Meine Kinder gehörten leider nicht in diese Gruppe. Aus Deutschland kennt man Zahlen, dass jeder fünfte Säugling im Alter von zwölf Monaten nicht durchschläft. Aber auch bei älteren Kindern sind Schlafstörungen heute weit verbreitet. Eine Studie der Klinik für Jugendpsychiatrie in Köln zeigt, dass die Hälfte der Viertklässler über Einschlafprobleme klagt und rund ein Viertel der Neun- und Zehnjährigen nachts aufwacht.

RITUALE FÜRS EINSCHLAFEN

Vielen Kindern helfen Rituale beim Einschlafen. Meine beiden Kinder lieben es beispielsweise, zu kuscheln, am liebsten Nasenspitze an Nasenspitze. Auch eine Gute-Nacht-Geschichte ist obligatorisch, wobei es besonders nett wird, wenn sich beide auch mal auf das glei-

Heiße Milch mit Honig

250 ml Milch in einem Topf bei geringer Hitze erwärmen. 1 EL Honig einrühren, bis er sich aufgelöst hat. Sobald die Milch handwarm ist, vom Herd nehmen und trinken.

che Vorlesebuch einigen können. Meine Tochter wünscht sich außerdem immer ein Schlaflied. Wer „La Le Lu" kennt, weiß wohl, wie oft man die zwei Strophen singen muss, damit ein Kind ans Einschlafen denkt. Vielleicht liegt es aber auch an mir. „Summertime" hat sich übrigens ebenso bewährt wie „Guten Abend, gute Nacht" oder „Bruder Jakob".

LIEBLINGSSCHLAFTRUNK

Ein uraltes Hausmittel und der Lieblingsschlaftrunk meines Sohnes ist heiße Milch mit Honig. Oder, wie er liebevoll sagt: „Honig mit Milch". Seit er das Rezept in einem seiner Büchlein gefunden hat, steht der lauwarme Trank bei ihm hoch im Kurs. Naturgemäß hat er mit seiner Begeisterung auch seine kleine Schwester angesteckt. So ordern die beiden die Milch regelmäßig kurz vor dem Zubettgehen und trinken sie mit Begeisterung vor dem Zähneputzen. Dass die Milch nicht nur gut schmeckt, sondern auch noch den Zweck erfüllt, die Kinder müde zu machen, wissen die Racker natürlich nicht. Den Schlummertrunk empfiehlt übrigens auch das indische Ayurveda als schlafförderndes Getränk. Die Milch sollte dabei auf maximal 40 °C erhitzt werden, um alle Nährstoffe zu erhalten.

Pflanzliche Ein- und Durchschlafhilfen

Auch eine Reihe von Pflanzen können uns hilfreiche Dienste beim Entspannen sowie beim Ein- und Durchschlafen leisten.

Baldrian
Valeriana officinalis

Baldrian ist eine mehrjährige krautige Pflanze und gilt als das bekannteste pflanzliche Beruhigungsmittel. Manchmal wird das 1–2 m hoch

wachsende Grün auch „Katzenkraut" genannt, weil die in Baldrian enthaltenen ätherischen Öle, Alkaloide und vor allem die Valeriansäure anziehend auf Kater wirken. Letztere erinnert die Tiere offenbar an den Duft rolliger Katzen. Auch das Alkaloid Actinidin, das auch in Katzenminze enthalten ist, lockt Katzen an. Auf Tiere hat Baldrian also eher die gegenteilige Wirkung wie auf uns Menschen: Sie werden betört, aufgedreht und agil. Dazu fällt mir eine Anekdote ein, die sich während meiner Arbeit im ORF ereignet hat. Bei unserem letzten Dreh zum Thema Baldrian konnte sich das gesamte Team nicht erklären, woher plötzlich der grausliche Gestank von Schweißfüßen kam. Es dauerte einige Zeit, bis wir realisierten, dass es der Baldriantee war. Seit dieser Erkenntnis lagere ich den Tee in einer luftdicht verschließbaren Dose.

Für uns Menschen ist vor allem die beruhigende und schlaffördernde Wirkung der Baldrianwurzel interessant. Das darin enthaltene Flavonoid Linarin wirkt sedierend. Auch bei Unruhe- und Angstzuständen, nervösen Herzbeschwerden sowie Magen- und Darmkrämpfen wird es empfohlen. Die Heilwirkungen konnten jedoch bislang wissenschaftlich keiner Einzelsubstanz zugeordnet werden. Vermutlich ist das Zusammenwirken mehrerer Stoffgruppen in der Pflanze für die therapeutische Wirksamkeit verantwortlich. Einiges deutet darauf hin, dass die Stoffgruppe der Lignane einen positiven Einfluss auf unseren Schlaf hat.

Vielversprechend scheint die Kombination von Baldrian mit anderen schlaffördernden Pflanzen zu sein. Deshalb enthalten im Handel erhältliche Kombinationspräparate häufig auch Passionsblume, Hopfen, Melisse und Johanniskraut. Auch dem Geschmack des Tees oder der Tinktur kann die Mischung mit anderen Phytotherapeutika nicht schaden, wie ich aus der Schweißfußgeschichte gelernt habe.

Hopfen
Humulus lupulus

Hopfen ist als wichtige Zutat bei der Herstellung von Bier bekannt. Es ist jener Inhaltsstoff, der das Bier herb schmecken lässt und auch für die beruhigende Wirkung des beliebten Getränks verantwortlich ist. In der Heilkunde werden die Ähren der weiblichen Kletterpflanze verwendet. Sie sehen aus wie kleine, grüne Zapfen und wirken beruhigend und antibakteriell. Die Liste der Anwendungsbereiche von Hopfen in Heilpflanzenbüchern ist lang. So soll Hopfen bei Angstzuständen, Blasenentzündung und Blasensteinen, Herzklopfen, Schlafstörungen, nervösen Magen-, Verdauungs- und Herzbeschwerden, Migräne, Verstopfung und Wechseljahrbeschwerden helfen. Seine Heilkraft gegen Furunkel und Haarausfall räumt ihm zudem einen fixen Platz in der Naturkosmetik ein.

Hopfen ist aufgrund der darin enthaltenen Phytoöstrogene auch ein beliebtes pflanzliches Mittel in den fortgeschrittenen Wechseljahren. Die Stoffe, die dem Hormon Östrogen ähneln, können die Reduktion des Hormons, die sich in den späteren Wechseljahren im weiblichen Körper einstellt, auf natürliche Weise ein wenig ausgleichen.

Zu viel des Guten
Wird Hopfen etwa in Form eines hohen Bierkonsums allzu regelmäßig genossen, kann ein Bierbauch die Folge sein. Dieser entsteht vermutlich aufgrund der Pflanzenhormone, die den weiblichen Sexualhormonen entsprechen. Sie sind im Hopfen wie auch in Hefe enthalten. Hopfen enthält die Stoffe Genistein und Daidzein, die ähnlich wie Östrogene wirken. Einer Theorie zufolge führt erhöhter Bierkonsum aufgrund dieser Pflanzenstoffe bei Männern über die Jahre zu einer erhöhten Fetteinlagerung in Bauch und Brust, was sogar das Brustkrebsrisiko für Männer erhöhen soll.

Passionsblume
Passiflora incarnata

Um Stress, Angst und Anspannung loszuwerden, kann die Passionsblume eine verlässliche Hilfe sein. Unruhezustände und psychosomatische Störungen wie Herzklopfen, Magen-Darm-Beschwerden oder Spannungskopfschmerz sind klassische Indikationen. Auch

---

Beruhigender Hopfentee

1–2 TL Hopfenzapfen
200 ml kochendes Wasser

Die Hopfenzapfen mit dem kochenden Wasser aufgießen und 10 Min. ziehen lassen.
Anschließend abseihen und schluckweise trinken.

bei Lampenfieber, Schul- und Prüfungsstress kann uns die wunderschöne tropische Pflanze gute Dienste erweisen.

Übrigens...

Die Passionsblume kam im 17. Jahrhundert als Zierpflanze nach Europa. In ihrer ursprünglichen Heimat bildet sie köstlich schmeckende Früchte aus, die bei uns unter dem Namen Maracuja bekannt sind.

Die Wirksamkeit der Passionsblume wurde in klinischen Studien vielfach bestätigt. Ihr Wirkmechanismus lässt sich auf Extrakte der Pflanze zurückführen, die die sogenannten GABA-Rezeptoren beeinflussen. Diese Rezeptoren sind Eiweißbausteine in unseren Nervenzellen, die ebenso einen Einfluss auf die motorischen Fähigkeiten haben wie auf unseren Schlaf. Für die Herstellung von pflanzlichen Medikamenten werden die Extrakte aus dem Kraut der Pflanze herausgelöst und zu Tabletten verarbeitet. In Kombinationspräparaten findet man sie häufig ergänzt durch Johanniskraut.

Auch Tee kann man aus dem Kraut der Passionsblume zubereiten. Dabei darf jedoch nicht das Grün der Zierpflanzen vom Balkon und aus dem Garten verwendet werden. Sie enthalten nicht die gewünschten Wirkstoffe. Für die Arzneiherstellung werden spezielle Pflanzen gezüchtet.

Johanniskraut
Hypericum perforatum

Johanniskraut wird in Europa häufig als pflanzliches Beruhigungsmittel und Antidepressivum eingesetzt. Die Deutsche Gesellschaft für Psychiatrie und Psychotherapie, Psychosomatik und Nervenheilkunde führt Johanniskraut als erste Therapiemöglichkeit bei leichten bis mittelschweren Depressionen an. Die Wirkstoffe des Johanniskrauts können ähnlich wie chemisch hergestellte Antidepressiva in den Gehirnstoffwechsel eingreifen und den Serotoninspiegel in der Gewebsflüssigkeit des Gehirns erhöhen, sodass dort Reize besser übertragen werden. Eine spürbare Besserung ist nach 10–20 Tagen zu erwarten.

Übrigens...

Die bis zu 1 m hoch wachsende Pflanze hat ihren Namen von Johannes dem Täufer, da sie rund um den Johannistag (24. Juni) blüht. Alle Pflanzenteile sind leicht giftig und enthalten u. a. den roten Farbstoff Hypericin, der besonders in den Blütenblättern und Knospen steckt. Dieser Farbstoff tritt auch aus der Pflanze aus, wenn man sie zerreibt, und beschert dem Kraut den volkstümlichen Namen „Herrgottsblut" oder die Bezeichnung „Rotöl". Weitere Flavonoide sind für die therapeutische Wirksamkeit der krautigen Pflanze verantwortlich.

Bei allem Guten, das Johanniskraut für uns tut, ist jedoch auch Vorsicht geboten, denn die Wirkstoffe können unerwünschte Nebenwirkungen haben. Johanniskraut kann Magen-Darm-Beschwerden, Kopfschmerzen und Müdigkeit auslösen. Auch phototoxische Reaktionen der Haut sind möglich, denn Hypericin erhöht die Empfindlichkeit der Haut gegenüber UV-Strahlung. Das heißt, du solltest die Haut nicht mit Johanniskraut-Öl einreiben oder eine Johanniskraut-Teekur machen und dich gleichzeitig häufig in der Sonne aufhalten.

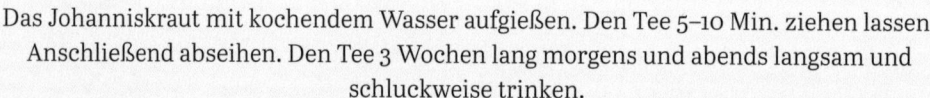

Tee gegen Stimmungsschwankungen

1 TL Johanniskraut (1–2 g)
150 ml kochendes Wasser

Das Johanniskraut mit kochendem Wasser aufgießen. Den Tee 5–10 Min. ziehen lassen. Anschließend abseihen. Den Tee 3 Wochen lang morgens und abends langsam und schluckweise trinken.

Mein Rotöl-Rezept

Das sogenannte „Rotöl" wird seit jeher bei Hexenschuss, Gicht und Rheuma, zur Schmerzlinderung bei Prellungen und Verstauchungen sowie zur Wundheilung bei Blutergüssen und bei Gürtelrose verwendet. Besonders hilfreich ist es auch bei Verbrennungen und Sonnenbrand. Ich finde, es gehört in jede Hausapotheke, am besten selbst gemacht.

1 Handvoll Johanniskrautblüten
250 ml Weizenkeimöl

Die Johanniskrautblüten in ein sauberes Glas geben. Mit dem Weizenkeimöl aufgießen und das Glas verschließen. An einem warmen Ort mindestens 2 Wochen ziehen lassen, dabei das Glas regelmäßig schütteln. Die Flüssigkeit durch ein Baumwolltuch oder eine Stoffwindel filtern und in dunkle Flaschen abgefüllt aufbewahren.

Entspannende Kräuter, die auch der Haut guttun

Bestimmte Kräuter und Pflanzenteile helfen unserer Haut, sich zu entspannen. Dazu zählen Rosmarin, Lavendel, Zitronenmelisse, Kiefernnadeln und Zistrose.

Rosmarin
Salvia rosmarinus

Wenn ich an einem Rosmarinstrauch vorbeigehe, kann ich nicht anders, als mit meinen Fingern durch die weichen Nadeln zu fahren und anschließend daran zu riechen. Der würzig-frische und leicht harzige Geruch, der mir dann in die Nase steigt, belebt mich immer auf besondere Art. Das ist eigentlich kein Wunder, denn die in den Nadeln reichlich enthaltenen ätherischen Öle regen den Kreislauf an und kräftigen unsere Psyche. Die mediterrane Pflanze repräsentiert mit ihrem typischen Geschmack die Gewürzküche des Südens. Bei den alten Griechen und Römern soll Rosmarin aufgrund seines betörenden

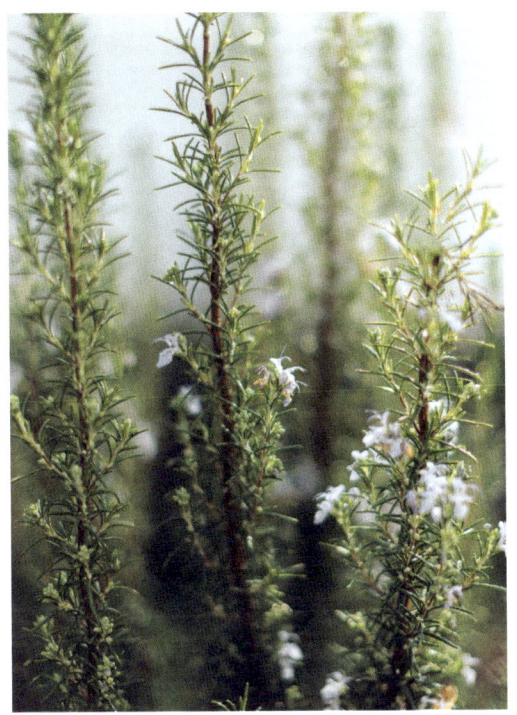
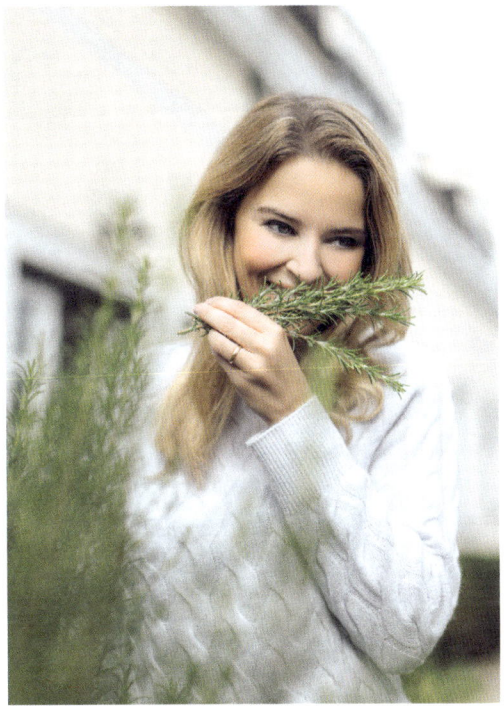
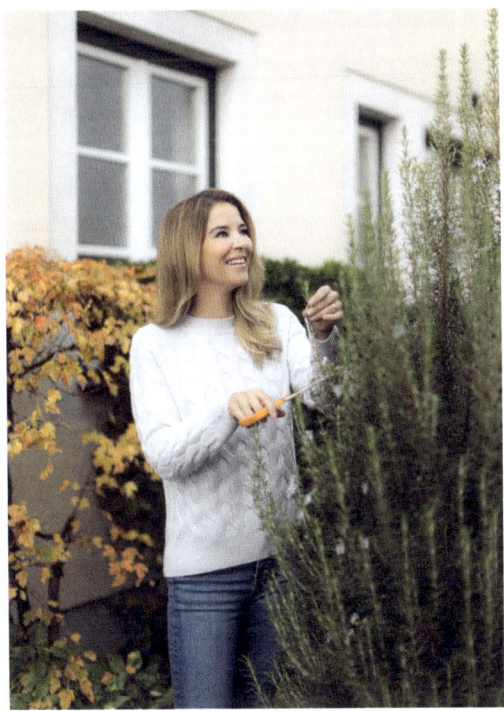
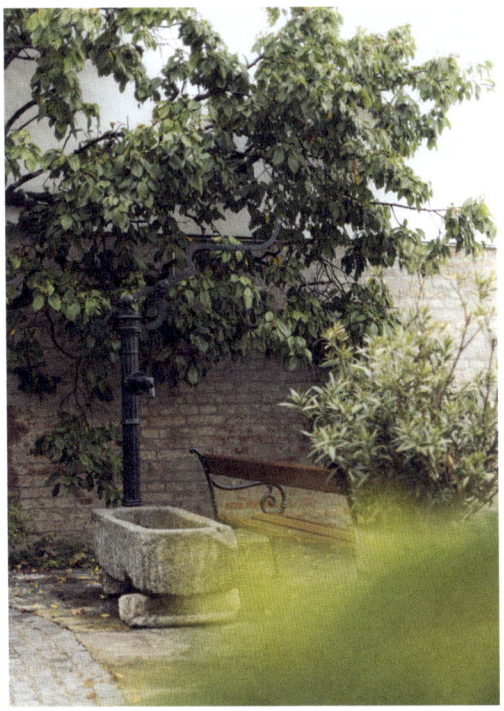

Aromas auch für zeremonielle Zwecke verwendet worden sein. Er gilt bis heute als Kraftspender und wurde zum Begleiter guter Wünsche: Bräute hatten früher Rosmarin in ihrem Brautstrauß, Täuflingen gab man einen Zweig in die Wiege. Auch als Grabbeigabe wurde Rosmarin verwendet.

Die wesentlichen Wirkstoffe der Pflanze sind ihre ätherischen Öle und die sekundären Pflanzenstoffe wie Rosmarinsäure, Carnosolsäure, Chlorogensäure, Hesperidin und Eucalyptol. Diese Stoffe sind auch für die lange Liste an Heilwirkungen verantwortlich. So wirkt Rosmarin gegen Viren und Bakterien. Er hat eine antidepressive, zellschützende und entzündungshemmende Wirkung. Er kann außerdem zur Senkung des Cholesterinspiegels beitragen, Krebs vorbeugen und unsere Verdauung fördern.

Bemerkenswert ist auch sein Einfluss auf unsere Gedächtnisleistung. Bereits Schüler im antiken Griechenland sollen bei Prüfungen einen Kranz aus Rosmarin getragen haben. Eine Studie des amerikanischen Neurobiologen Mark Moss konnte den Sinn dieser antiken Gepflogenheiten bestätigen und nachweisen, dass ätherisches Rosmarinöl sowohl die Gedächtnisleistung und die Aufmerksamkeit der Proband*innen als auch ihre Stimmung verbesserte.

Für unsere Haut und Schönheit können wir uns die durchblutungsfördernden und antibakteriellen Eigenschaften des Rosmarins zunutze machen. Rosmarin regt den Hautstoffwechsel an und seine antioxidativen Eigenschaften schützen unsere Hautzellen, was besonders reiferer Haut hilft. Die durchblutungsfördernde Wirkung von Rosmarin kann bei Cellulitis helfen.

Lavendel
Lavandula angustifolia

Ätherisches Lavendelöl wird seit Jahrhunderten sowohl kosmetisch als auch therapeutisch verwendet. Schon die alten Römer*innen dufteten mit Lavendel ihre Wäsche oder die öffentlichen Bäder. Wissenschaftliche Studien

Rosmarin-Tinktur gegen Orangenhaut

1 Handvoll frische Rosmarinzweige (Nadeln und Blüten)
150 ml 96%iger Äthylalkohol (aus der Apotheke)

Den Rosmarin klein schneiden und in eine kleine Glasflasche oder ein Schraubglas füllen. Mit dem Alkohol bedecken. Das Behältnis fest verschließen. Mindestens 2 Wochen an einem warmen Ort ziehen lassen. Anschließend die Tinktur durch ein Gaze-Stück oder eine Stoffwindel abseihen und in ein sauberes Fläschchen oder Glas umfüllen.
Die Tinktur am besten nach einem Hautpeeling von den Knien zur Hüfte aufwärts in die Orangenhaut einmassieren. 10 Min. einwirken lassen. Anschließend mit kaltem Wasser abspülen. Zum Schluss die Haut mit Bodylotion oder einem Hautpflege-Öl einreiben.

bestätigen mittlerweile die in der Naturheilkunde schon lange bekannten positiven Eigenschaften des Lavendels auf Haut und Psyche.

Übrigens...

Der Name „Lavendel" geht auf das lateinische Verb „lavare" (waschen) zurück, was den engen Zusammenhang mit seiner reinigenden Wirkung zeigt.

Seine entzündungshemmende Wirkung macht Lavendel zu einem hilfreichen Mittel bei Akne und anderen entzündlichen Hautkrankheiten oder Juckreiz. Auch die Wundheilung kann er verbessern. Seine antiseptische und hautberuhigende Wirkung hilft gegen Insektenstiche, Sonnenbrand und Hautreizungen. Lavendelöl pflegt die Haut und spendet besonders trockener Haut Feuchtigkeit. Reifer Haut hilft das Öl, da es das Zellwachstum fördert.

Der Duft von Lavendel wirkt sich positiv auf unseren Schlaf aus. Ein paar Tropfen Lavendelöl am Kopfpolster oder ein mit getrockneten Lavendelblüten gefülltes Kissen können uns entspannen und zur Ruhe kommen lassen. Meine Kinder haben ein Lavendel-Aromaspray und sie lieben es, vor dem Schlafengehen ein bis zwei Sprühstöße davon auf ihre Kopfpolster oder ihr selbst gemachtes Kräuterkissen zu sprühen. Der Kampf um das Spray trübt die abendliche Stimmung manchmal, aber die Nachtruhe wird dafür umso entspannter.

Zitronenmelisse
Melissa officinalis

In nahezu jedem Garten findet man Zitronenmelisse. Kein Wunder, denn die Pflanze verbreitet sich schnell überall. Die kleinen grünen Blätter, die einen wunderbar frischen, zitronigen Duft verströmen, sind im Sommer perfekt, um das Wasser in meinem Glaskrug zu aromatisieren!

Zitronenmelisse enthält jede Menge ätherische Öle, die gegen Unruhe, Schlaflosigkeit und Magenprobleme helfen können. Die Blätter frisch oder getrocknet aufgegossen schenken uns einen wohlschmeckenden Tee, der durch die krampflösenden Eigenschaften der Pflanze gut bei Magen-, Darm- und Menstruationsproblemen helfen kann. Wissenschaftliche Studien bestätigen, dass Zitronenmelisse Angst lindert, die Nerven stärkt und unsere kognitiven Leistungen verbessert. Auch als natürliches Schlafmittel fungiert die Zitronenmelisse. Ihre beruhigende Wirkung führen Studien u. a. auf die vermehrte Bildung des Neurotransmitters GABA im Gehirn zurück. Dieser Stoff senkt die Aktivität der Nervenzellen im Gehirn und hilft uns dadurch, zu entspannen.

Zitronenmelisse pflegt darüber hinaus die Haut, da sie antibakteriell, leicht austrocknend und entzündungshemmend wirkt. Ideal also bei fettiger und unreiner Haut. Sogenannte Hydroxyzimtsäurederivate sind jene Inhaltsstoffe, die unserer Haut guttun. Umschläge und Bäder sowie konzentrierte Melissenextrakte werden bei Herpeserkrankungen, vor allem Herpes labialis, also Fieberblasen, gerne eingesetzt. Melissentee kann die lokale Therapie von Fieberblasen zusätzlich unterstützen. Wissenschaftler der Universität Heidelberg wiesen nach, dass Zitronenmelisse-Öl eine Infektion mit Herpes-Viren um 97 Prozent verringert, indem es die Viren daran hindert, die Zellen zu befallen. Das Öl wirkt zudem in einer geringen Konzentration, sodass keine schädlichen Nebenwirkungen auftreten.

Gegen Herpes sind gibt es eine Reihe anderer natürlicher Behandlungsmöglichkeiten. Auch Propolis-Creme, Honig, Teebaumöl, Aloe vera, Gewürznelken und Knoblauch helfen die unangenehmen Bläschen. Da Herpes häufig dann ausbricht, wenn Menschen gestresst sind und dadurch ihr Immunsystem geschwächt ist, hilft auch die Reduktion von Stress bei der Vorbeugung von Herpes.

Waldkiefer
Pinus silvestris

Stell dir vor, du gehst an einem heißen Sommertag in einem heimischen Nadelwald oder einem italienischen Kiefernhain spazieren und atmest den intensiven Geruch der Nadelbäume ein. Wie geht es dir dabei? Mich macht dieser Geruch glücklich! Dass uns dieser Geruch guttut, ist keine Einbildung. Über die Atemorgane und unsere Haut nehmen wir die ätherischen Öle, die Fichten, Tannen und Kiefern ausströmen, auf. Von der heilsamen Kraft der Waldkiefer schwärmte bereits der griechische Arzt Hippokrates in der Antike. Besonders die ätherischen Öle, aber auch Harze, Bitter- und Gerbstoffe sowie Flavonoide sind für die Heilwirkung der wohlriechenden Bäume verantwortlich.

Unsere Haut profitiert bei Akne und anderen Hautunreinheiten sowie Juckreiz der Haut und Schuppenflechte von der Kiefer. Die in den Kiefernnadeln enthaltenen Vitamine C und E sowie hochwertige Eiweißbaustoffe sind für unsere Haare eine Wohltat. Wie gesundheitsfördernd ätherisches Kiefernöl ist, konnte eine litauische Studie belegen. Das wohlriechende Öl wirkt gegen gesundheitsschädigende Pilze, Bakteriensporen und Keime, die sich in der Luft befinden und Atembeschwerden, Allergien, Kopfschmerzen und grippeähnliche Symptome auslösen können.

Die Zistrose
Cistus creticus oder *Cistus incanus*

Die Zistrose ist im Mittelmeerraum heimisch und wird dort seit Jahrtausenden als Heilpflanze eingesetzt, vor allem wegen ihrer stärkenden Wirkung auf das Immunsystem.

Übrigens...

Die Zistrose ist trotz ihres Namens nicht mit den Rosen verwandt. Sie bildet die eigene botanische Familie der Zistrosengewächse mit rund 20 Sorten. Viele Zistrosensorten haben Heilwirkungen, darunter *Cistus incanus, Cistus albidus* sowie *Cistus creticus*.

Das Harz der intensiv riechenden Zistrosenblätter wirkt gegen Bakterien, Viren

---

Kiefernöl zur Entspannung

Ein paar Tropfen ätherisches Kiefernöl im Massageöl oder als Badezusatz schenken uns tiefe Entspannung, fördern die Durchblutung und entkrampfen schmerzende und angespannte Muskeln.

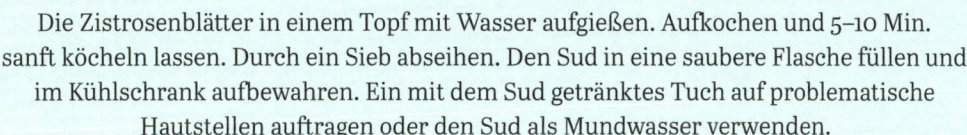

Zistrosen-Sud für Hautumschläge und Mundspülungen

10 g Zistrosenblätter
500–1000 ml Wasser

Die Zistrosenblätter in einem Topf mit Wasser aufgießen. Aufkochen und 5–10 Min. sanft köcheln lassen. Durch ein Sieb abseihen. Den Sud in eine saubere Flasche füllen und im Kühlschrank aufbewahren. Ein mit dem Sud getränktes Tuch auf problematische Hautstellen auftragen oder den Sud als Mundwasser verwenden.

und Pilze und fungiert als Radikalfänger, der unsere Zellen vor Schädigung durch Oxidation schützt. Das Duftharz wird auch Labdanum genannt. Die alten Ägypter verwendeten es als Räucherwerk. Heute kommt das durch Wasserdampfdestillation gewonnene Zistrosenharz in der Parfüm- und Seifenindustrie zum Einsatz.

Therapeutisch verwendet werden die getrockneten Blätter und Triebe. Zistrosenblätter und Zistrosenkraut entfalten ihre Heilwirkung durch die Polyphenole, darunter zwölf Flavonoide, wie z. B. Apigenin, Kaempferol und Quercitron, weiters Gerbstoffe, ätherische Öle wie Cineol, Limonen und Eugenol sowie Harze. Innerlich wird die Heilpflanze traditionell bei Durchfall und Erkältungskrankheiten eingesetzt. Äußerlich kommt sie insbesondere bei Hauterkrankungen wie Neurodermitis oder Akne zur Anwendung. Die Studie einer Fachklinik für Hauterkrankungen konnte zeigen, dass die äußerliche Anwendung von Zistrosenextrakt Akne deutlich lindern konnte. Dies ist u. a. auf die adstringierende Eigenschaft der Zistrose zurückzuführen, die auch

Wunden rascher heilen lässt, Juckreiz lindert und die Haut strafft und glättet. Zistrose kann somit auch bei Anti-Aging unterstützen und Falten reduzieren.

Angewendet wird Zistrose auch in Form von Sitzbädern bei Pilz- und Scheideninfektionen, als Mundspülung, Tee, in Form von ätherischem Zistrosenöl in Hautpflegeprodukten und Bädern sowie in Form von Kompressen und Umschlägen auf der Haut.

Übrigens...

Wer die mediterrane Pflanze im eigenen Garten ernten möchte, muss einiges beachten. Einige Arten tolerieren zwar Minustemperaturen, vertragen jedoch nur schlecht winterliche Staunässe. Daher sollte das Erdreich am Standort sandig trocken und gut durchlässig sein. Pflanzzeit ist Mai oder Juni, damit die Zistrose möglichst lange Zeit hat, vor dem ersten Frost zu wurzeln. Im Winter sollte man sie mit Reisig abdecken. Alternativ kannst du sie als Kübelpflanze hell und frostfrei überwintern.

Entspannung für die Haut

Wenn die Haut *entzündet* ist, können eine Reihe von hautberuhigenden Pflanzen *Abhilfe* schaffen. Aber auch Tonerde leistet unserer Haut gute Dienste bei der Entspannung.

Arnika
Arnica montana

Die Echte Arnika wächst in den Gebirgen Europas. Aus den Blüten der Pflanze werden entzündungshemmende, schmerzlindernde und antimikrobielle Heilpräparate hergestellt. Arnika wird zu Salben, Gels, Tinkturen, Körperölen und Bädern verarbeitet. Äußerlich angewandt helfen diese Produkte bei stumpfen Verletzungen wie Prellungen, Quetschungen, Zerrungen und Blutergüssen sowie bei Muskel- und Gelenksschmerzen. Auch bei Entzündungen im Mund- und Rachenraum, bei Furunkeln und bei Insektenstichen ist Arnika hilfreich. Die wichtigsten Wirkstoffe sind Sesquiterpenlactone, Flavonoide, ätherische Öle, Phenolcarbonsäuren und Cumarine. Wahre Wunder kann Arnika gegen Pickel wirken. Die in der Pflanze enthaltenen Flavonoide desinfizieren und klären die Haut.

Auf verletzte oder gereizte Haut solltest du Arnika nicht auftragen. Als mögliche unerwünschte Nebenwirkungen können nämlich allergische Hautreaktionen und Hautreizungen auftreten. Prüfe daher immer erst auf einer kleinen Hautstelle, ob du die Pflanze gut verträgst.

Übrigens...

Da Arnika unter Naturschutz steht, darf sie nicht gesammelt werden. Du kannst getrocknete Blüten in Apotheken und Drogerien beziehen.

Zaubernuss
Hamamelis virginiana

Die Zaubernuss stammt aus Nordamerika und wurde schon vor langer Zeit von dem indigenen Volk der Cherokee als Heilpflanze verwendet. Die Medizinmänner und -frauen sammelten im Sommer Blätter, Zweige und die Rinde der Hamamelis-Sträucher und stellten daraus Aufgüsse gegen Hautverletzungen her. Die Zaubernuss blüht als eine der ersten Pflanzen im Jahr, und wer die schönen gelben Blüten einmal im Winter oder sehr frühen Frühling gesehen hat, schließt sie für immer in sein Herz.

Zaubernuss wirkt entzündungshemmend und lindert Juckreiz und Brennen der Haut.

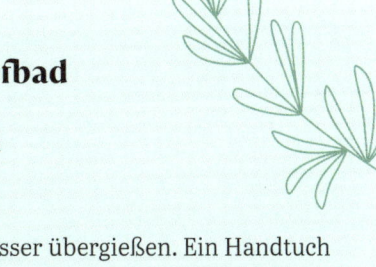

Arnika-Gesichtsdampfbad

1 Handvoll Arnikablüten
1 l kochendes Wasser

Die Arnikablüten in einer Schüssel mit kochendem Wasser übergießen. Ein Handtuch über den Kopf legen und den Kopf mit geschlossenen Augen über die Schüssel beugen. Dabei jedoch nicht zu nah an die heißen Dämpfe kommen, um Verbrühungen zu vermeiden. 10 Min. den warmen Arnika-Dampf im Gesicht wirken lassen.

Aus der Pflanze werden heute Gesichtswasser, Cremes und Salben hergestellt. Die wirksamen Inhaltsstoffe – Gerbstoffe sowie einige ätherische Öle – befinden sich in der Rinde und in den Blättern. Aufgrund ihrer hautpflegenden Eigenschaften wird die Zaubernuss auch als Basis einiger Kosmetikprodukte verwendet. Auch in der Babypflege hat sie etwa als wirksame Windelsalbe einen guten Ruf.

Echte Kamille
Chamomilla recutita

Die Echte Kamille ist ein wahrer Tausendsassa der Pflanzenheilkunde. Von Bauchweh über Zahnfleischentzündung, Magen-Darm-Entzündung und Menstruationsschmerzen bis hin zu Halsschmerzen lassen sich mit ihr behandeln. Sie wird sowohl innerlich als auch äußerlich angewendet.

Übrigens...
Echte Kamille wächst in Europa, Indien, Nordamerika und Australien. Man erkennt sie erst, wenn man sie aufschneidet. Denn nur die Echte Kamille hat einen hohlen Blütenboden.

Die wirksamen Inhaltsstoffe der Echten Kamille sind Flavonoide, ätherische Öle, Schleimstoffe und Saponin. Für unsere Haut ist sie besonders hilfreich, denn sie wirkt entzündungshemmend und antibakteriell und beruhigend (Rezept siehe S. 87). Sie fördert die Wundheilung und unterstützt die Regeneration der Haut. Die wasserlöslichen Schleimstoffe haben eine reizmildernde Wirkung, was bei Akne und Ekzemen erfolgreich hilft. Ist unsere Haut verletzt, beugt Kamille Infektionen vor und fördert die Wundheilung.

Pfefferminze
Mentha piperita

Die magenstärkende, belebende, erfrischende und keimtötende Wirkung der Pfefferminze macht die aromatische Pflanze seit jeher zu einem Klassiker unter den Hausmitteln. Ich möchte ihr aber vor allem in Bezug auf ihre positive Wirkung auf unsere Haut einen Ehrenplatz einräumen. Minze verleiht dem Gesicht aufgrund des in der Pflanze enthaltenen Menthols ein strahlendes und klares Hautbild, sie wirkt gegen Pickel und Akne und kann sogar den Teint ein wenig aufhellen. An heißen Som-

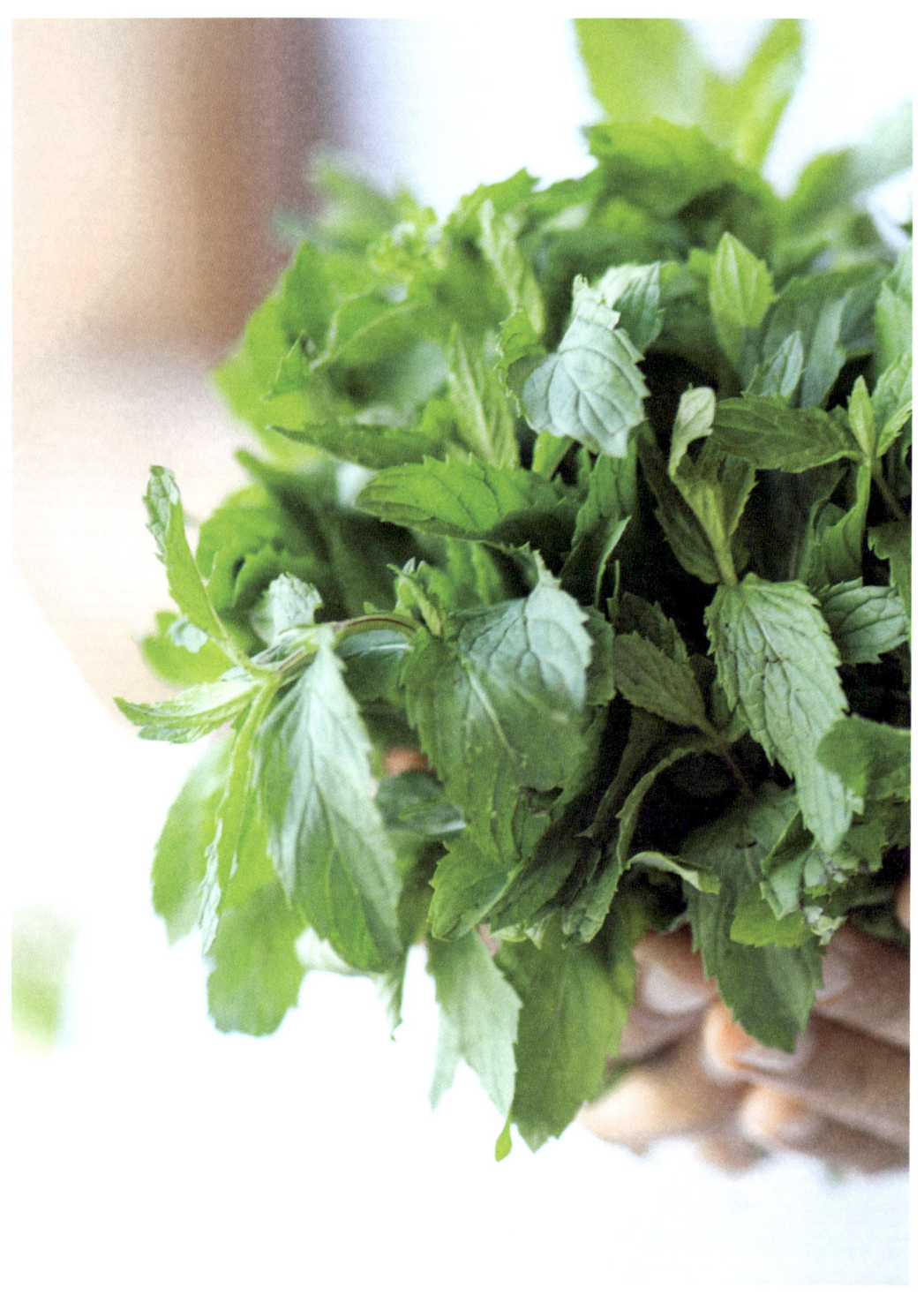

Kamillen-Handcreme

250 ml hochwertiges Olivenöl
2 Handvoll Kamillenblüten
25 g Bienenwachs (Pastillen oder Blättchen)

Das Öl im Wasserbad erhitzen. Die Kamillenblüten zugeben und die Mischung 1 Std. bei geringer Hitze ziehen lassen. Anschließend abseihen. Das Bienenwachs zufügen und unter Rühren schmelzen (es wird bei 62 °C flüssig). Den Topf vom Herd nehmen und weiter rühren. Je länger du rührst, desto homogener wird die Salbe. Zum Schluss die Masse in sterile kleine Schraubgläser füllen.

mertagen zaubert sie ein angenehm kühlendes Gefühl in dein Gesicht. Ihre antiseptische Eigenschaft lindert sogar Insektenstiche.

Das ätherische Minzöl wirkt antimikrobiell und kühlend auf der Haut. Diese Kombination hilft wunderbar gegen unreine Haut. Achte bei der Anwendung von ätherischem Minzöl darauf, dass es nicht zu stark ist und deine Haut reizt. Trage es daher niemals pur auf die Haut auf, sondern stets mit Wasser oder mit Aloe-vera-Gel verdünnt.

MINZBALSAM

Minzbalsam ist eine feste Salbe, die ätherisches Minzöl enthält und auf Basis von Bienenwachs und Pflanzenöl hergestellt wird. Der Balsam ist als fertiges Produkt im Kosmetikhandel erhältlich. Er erfrischt bei Kopfschmerzen. Ich stelle ihn in den Kühlschrank, um seine kühlende Wirkung zu verstärken. Auf Handgelenke oder Schläfen aufgetragen, erfrischt er bei Müdigkeit oder Kopfschmerzen. Auch bei Schnupfen oder schlechten Gerüchen (z. B. in der U-Bahn, im Flugzeug oder im Bus) unter der Nase aufgetragen kann er erleichternde Abhilfe schaffen.

Neben der Haut profitiert auch dein Atem von Pfefferminze. Das frische Menthol-Aroma wird daher auch gerne Zahnpasta und Mundwasser zugesetzt.

Gänseblümchen
Bellis perennis

Keine andere Blume bringen wir so sehr mit einer Blumenwiese in Verbindung wie das Gänseblümchen. Als Kinder haben wir mit den hübschen Blümchen kleine Kränze geflochten und uns damit geschmückt. Die Volksmedizin weiß um die Wirkkraft der Blüten. Gänseblümchen reinigen das Blut, regen Appetit und Stoffwechsel an, stärken den Magen und helfen bei Beschwerden der Leber und Galle. Eine besondere Rolle spielen die Blüten aber in der Hautpflege. Die darin enthaltenden Vitamine, ätherischen Öle, Saponine, Gerbstoffe und Antioxidantien pflegen unreine und fettige Haut und wirken bei Wunden und Ausschlägen entzündungshemmend.

Gänseblümchen kannst du zur Zubereitung von Tee verwenden, sie in den Salat ge-

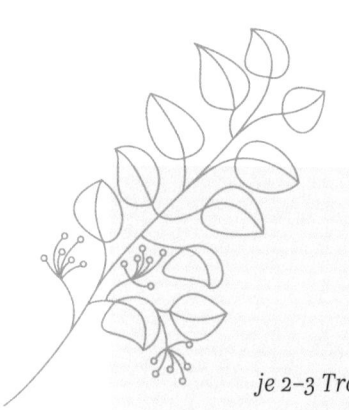

Pfefferminze-Nelken-Mundwasser

250 ml Wasser
1 TL Natron
je 2–3 Tropfen hochwertiges ätherisches Pfefferminzöl und Nelkenöl

Das Wasser aufkochen und auskühlen lassen. Natron sowie Pfefferminzöl und Nelkenöl zufügen und die Mischung in ein Schraubglas füllen. Das Glas verschließen und die Mischung gut schütteln. Das Mundwasser in ein dunkles Glasfläschchen füllen. Vor jedem Gebrauch gut schütteln. 1 EL Mundwasser mit etwas Wasser mischen und den Mund damit spülen.

Gänseblümchen-Tinktur

100 ml mind. 40%iger Alkohol
1 Handvoll Gänseblümchen (beim Pflücken direkt unter der Blüte abknipsen)

Die Blüten zunächst eine Weile in den Schatten legen, damit Insekten rauskrabbeln können. Anschließend die Blüten in ein Schraubglas füllen und leicht zusammenpressen. Mit Alkohol aufgießen, sodass alle Blüten bedeckt sind. Das Glas verschließen. An einem dunklen Ort bei Zimmertemperatur 3–4 Wochen ziehen lassen. Von Zeit zu Zeit sanft schütteln, damit sich die Wirkstoffe aus den Blüten lösen. Die Tinktur durch ein Sieb oder Mulltuch abseihen und in eine braune Flasche füllen. Die Tinktur bei Akne und anderen Hautunreinheiten regelmäßig mit einem Wattepad auftragen.

ben oder Suppen damit dekorieren. Eine Gänseblümchen-Tinktur ist ein wunderbares Tonikum zur Hautreinigung.

Tonerde und Heilerde

Zu guter Letzt möchte ich dich noch auf ein wunderbares Hausmittel aufmerksam machen, das deiner Haut großartige Dienste beim Entspannen und Regenerieren leisten kann: Tonerde, die auch Mineralerde oder Vulkanerde genannt wird. Tonerde enthält eine Vielzahl an wirksamen Mineralstoffen und Spurenelementen wie Eisenoxid, Kieselsäure und Silizium, Kalzium, Magnesium und Natrium. Je nach Herkunft und Abbaugebiet variiert die Zusammensetzung.

Das Tonerde-Pulver wird mit Wasser angerührt. Du kannst die Paste als reinigende Maske auf die Haut auftragen. Dabei entsteht eine Art Sogwirkung. Die mineralische Erde bindet Fett, Talg und Bakterien, die du, sobald die Erde getrocknet ist, mit Wasser einfach wegwaschen kannst.

Die unterschiedlichen Arten der Tonerde haben darüber hinaus spezifische Wirkweisen. Weiße Tonerde wird besonders für trockene und empfindliche Haut empfohlen. Grüne Tonerde enthält besonders viele Spurenelemente, leitet Giftstoffe gut aus und eignet sich daher gut für normale und fettige Haut. Gelbe Tonerde gilt als ein Universalmittel und eignet sich zur Reinigung für alle Hauttypen. Rote Tonerde enthält viel Eisen und wirkt antibakteriell, sie wird besonders für die reife, müde und gestresste Haut empfohlen.

Übrigens...

Tonerde wird aus eiszeitlichen Lössablagerungen gewonnen. Die Schichten werden abgetragen, getrocknet, gemahlen und gesiebt, sodass ein feines Pulver entsteht. Je nach Herkunft und abhängig von dem jeweiligen Gehalt an Eisen- und Magnesiumoxiden gibt es rote, braune, grüne oder weiße Tonerde. Heilerde ist ein arzneimittelrechtlich geschützter Begriff und bedeutet, dass die Erde bei ca. 133 °C sterilisiert worden ist.

Entspannungsmaske

5 EL Heilerde
1 EL hochwertiges Olivenöl
3 EL Wasser
2 Tropfen hochwertiges ätherisches Lavendelöl

Die Heilerde mit Olivenöl und Wasser vermischen. Lavendelöl zufügen. Die Paste gut verrühren, sodass keine Klümpchen bleiben.
Die Maske auf die Gesichtshaut auftragen und 20 Min. einwirken lassen. Die getrocknete Maske anschließend mit lauwarmem Wasser abspülen. Diese Maske regeneriert und entspannt Haut und Gesicht.

Tipp

Verwende zur Verarbeitung von Ton- oder Heilerde keine metallischen Gegenstände (Schüssel, Löffel), sondern Utensilien aus Holz- oder Plastik.

Mit sanfter Bewegung entspannen

Sanfte *Bewegungsübungen* helfen uns, unsere Muskeln zu entspannen und körperlich ins *Gleichgewicht* zu kommen.

Eine meiner Lieblingsmethoden, um mich zu entspannen, ist Yoga. Das Schöne am Yoga ist, dass es für alle Lebenslagen, Gesundheitszustände, Vorlieben und Altersgruppen passende Yogaübungen gibt: von ganz sanften und einfachen, die auch Menschen mit wenig körperlicher Fitness oder mit Bewegungseinschränkungen ausüben können, bis hin zu fast schon akrobatischen und herausfordernden Yogaübungen, die dynamisch und mit viel Power ablaufen.

In der Zeit des ersten Corona-Lockdowns habe ich „Online-Yoga" für mich entdeckt, also YouTube-Videos mit Übungen, die man leicht zu Hause praktizieren kann – vor allem, wenn man vorher schon Yoga gemacht hat und die Übungen kennt. Online-Yoga birgt natürlich die Gefahr, dass man als Anfänger*in Übungen falsch macht und dem Körper mehr schadet, als ihm etwas Gutes tut. Ich habe damals Mady Morrisons Kanal abonniert und ihre Übungen auf meiner Terrasse im Sonnenschein mit Bergparonama durchgeführt. Das war gleich doppelt entspannend.

Auch einen Yoga Retreat kann ich dir ans Herz legen. Ich war gerade mit meinen besten Freundinnen in Portugal und habe bei einem Retreat in der Nähe von Lissabon Iyengar-Yoga praktiziert. Dabei geht es vor allem um die Dehnung und Öffnung. Zusätzlich konnte man dort Surfunterricht nehmen. Welch sportliche Kombination! Dazu noch hervorragendes vegetarisches Essen und der Austausch mit Gleichgesinnten. Das war eine Reise wert.

In jedem Fall ist es beim Yoga wichtig, deinen Körper und deinen Atem gut wahrzunehmen und die Bewegungen präzise auszuführen. Allein durch dieses Schulen der Aufmerksamkeit kannst du deinem Körper beim Entspannen helfen. Tiefes, langsames Atmen aktiviert dein parasympathisches Nervensystem. Du wirst ruhiger und kannst dich besser entspannen.

Wenn du Yoga übst, kannst du Stress sowohl körperlich als auch mental abbauen. Eine Vielzahl an wissenschaftlichen Arbeiten bestätigt heute die heilsame Wirkung von regelmäßigen Yoga-Übungen. Yoga stärkt und dehnt die Muskulatur, hilft, Stress abzubauen, unterstützt einen erholsamen Schlaf, stärkt das Nervensystem und kann sogar deinen Hormonhaushalt regulieren. Auch Verdauung,

Herz, Lunge und Leistungsfähigkeit profitieren davon.

Am besten suchst du dir eine*n Yoga-Lehrer*in in deiner Nähe, um in einem Kurs die Grundprinzipien des Yoga zu erlernen. Danach kannst du auch auf die zahlreichen wirklich guten Online-Angebote zurückgreifen. Wenn du einmal die Grundlagen kennengelernt hast, kannst du Yoga täglich zu Hause auch allein praktizieren. Schon ein paar wenige, aber regelmäßige Übungen können viel bewirken. Einsteiger*innen empfehle ich, es behutsam anzugehen.

Einfache Yoga-Übungen zum Entspannen

Einige meiner einfachen Lieblingsübungen, die dir beim Entspannen helfen können, möchte ich dir vorstellen.

TALASANA – DIE PALME

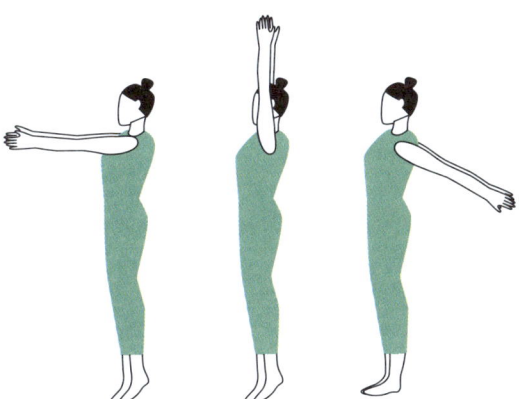

Für diese Yoga-Übung stellst du dich aufrecht hin. Deine Füße stehen parallel in Schulterbreite, dein Nacken ist aufrecht. Atme langsam ein, hebe dabei die Arme waagerecht vor den Körper und gleichzeitig die Fersen an, sodass du auf den Zehenspitzen stehst. In dieser Position hältst du zwei Sekunden inne.

Strecke anschließend die Arme senkrecht nach oben und atme komplett ein, dabei gehst du in die maximale Streckung, ohne dich zu überfordern, und hältst vier Sekunden den Atem an.

Atme anschließend langsam wieder aus, führe deine Arme rückwärts wieder nach unten und senke dabei gleichzeitig deine Fersen ab. Diese Phase dauert rund zwei Sekunden, bis du wieder in der Ausgangsposition zurück bist. Wiederhole die Übung einige Male.

Die Körperstreckung in Kombination mit einer tiefen Atmung hilft deiner Lunge, sich auszudehnen. Die Streckung ist gut für den Blutkreislauf. Bei der Übung strecken sich auch deine inneren Organe, die dabei gleichsam massiert werden, sowie Brustkorb, Unterleib und Wirbelsäule.

KONASANA – DER WINKEL

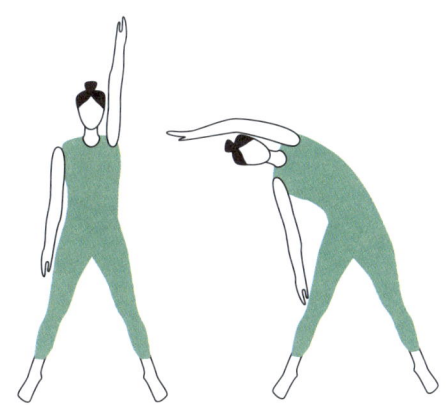

Bei dieser Übung stehen deine Füße parallel und etwas breiter als deine Schultern auseinander, dein Rücken ist gestreckt. Beim Einatmen hebst du deinen linken Arm nach oben, bis er dein linkes Ohr berührt. Beuge dich nun seitwärts über den rechten Arm, ohne deinen Oberkörper dabei zu verdrehen; der Oberkörper sollte sich nicht nach vorn oder nach hinten beugen, sondern nur eine seitliche Dehnung vollziehen. Deine rechten Fingerspitzen kannst du nun auf deinem rechten Unterschenkel ablegen. Dieser Vorgang dauert rund zwei Sekunden.

Anschließend für vier Sekunden den Atem anhalten und danach mit zwei Sekunden dauerndem Ausatmen wieder in die Ausgangsposition zurückkehren. Die Übung auf beiden Seiten ausführen und auf jeder Seite mindestens dreimal wiederholen.

Bei dieser Übung wird deine Wirbelsäule gedehnt, deine Rückenmarksnerven stimuliert und die Muskeln von Oberschenkeln, Hüften, Rippen und Schultern gestärkt, gedehnt und entspannt. Deine inneren Organe werden förmlich massiert und dein Unterleib gestärkt.

Solltest du starke Bandscheibenprobleme oder einen eingeklemmten Ischiasnerv haben, lass diese Übung bitte aus. Und wenn deine Wirbelsäule verkrümmt ist (Skoliose), dann führe diese Übung nur auf jener Seite aus, die deiner Krümmung entgegengesetzt ist.

PAVANMUKTASANA – DIE KLAMMER

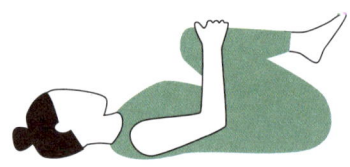

Lege dich flach auf den Rücken, die Arme an die Seite. Atme tief ein. Dabei hebst du deine Beine an und winkelst sie an den Knien ab. Ausatmen. Lege nun die Arme um deine Knie und ziehe sie an deinen Oberkörper heran; dein Becken soll dabei am Boden bleiben. Ruhig ein- und ausatmen und zwei Minuten in dieser Position bleiben.

Diese Übung wirkt besonders positiv auf deine Verdauung, hilft bei Verstopfung und aktiviert die Leber. Sie streckt Muskeln und Sehnen der Lenden, deines Pos und deiner Oberschenkel und hilft bei Schmerzen und Verspannung in der Lendenwirbelsäule. Pavanmuktasana ist eine gute Entspannungsübung für einen müden und gestressten Rücken.

MATSYASANA – DER FISCH

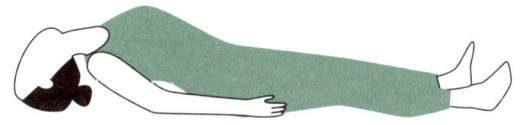

Beim Fisch liegst du am Rücken, die ausgestreckten Arme liegen an deinem Körper an, deine Handflächen berühren dabei ungefähr auf Hüfthöhe den Boden. Verlagere dein Gewicht nun auf die Ellbogen, ziehe deine Schulterblätter ein wenig zusammen und heb deine Wirbelsäule vom Boden ab. Zur Unterstützung kannst du einen Korkblock unterlegen, der im Yoga-Shop erhältlich ist.

Setze nun deinen Scheitel auf den Boden. Dabei hebst du deine Brust so weit vom Boden ab, dass du in deiner Wirbelsäule eine leichte Spannung wahrnehmen kannst; deine Beine bleiben dabei entspannt. Bleibe ein paar Atemzüge in dieser Haltung und atme ganz natürlich. Wenn du die Übung zum ersten Mal ausführst, bleibe nur wenige Sekunden in dieser Haltung. Du kannst die Dauer dann sukzessive auf ein bis zwei Minuten steigern. Verlagere zum Schluss dein Gewicht wieder auf die Ellbogen, heb den Kopf wieder an und senke deine Wirbelsäule und den Rücken.

Diese Übung ist sehr hilfreich für Menschen, die ihre Schultern gerne hängenlassen. Brust und Rippen werden gedehnt und der Atmung Raum gegeben. Der Solarplexus wird entspannt und Nervosität gelindert. Diese Übung wird Frauen besonders während der Schwangerschaft empfohlen.

Menschen, die unter niedrigem Blutdruck leiden oder Bandscheibenprobleme haben, sollten diese Übung je nach Beschwerden sehr vorsichtig oder gar nicht ausführen.

Gesichtsyoga

Eine besondere Form des Yoga, die unser Strahlen unterstützen kann, ist das sogenannte Gesichtsyoga. Auch diese Yogaübungen helfen uns, zu entspannen. Als positiver Nebeneffekt werden dabei die vielen kleinen Gesichtsmuskeln gestrafft und gedehnt. Eine Forscher*innen-Gruppe aus Chicago will herausgefunden haben, dass ein 30-minütiges Training der Gesichtsmuskeln, das mindestens jeden zweiten Tag ausgeführt wird, nach 20 Wochen bereits erkennbare Wirkung zeigt und die Teilnehmer*innen jünger aussehen ließ.

DER KUSSMUND

Starte die Übung, indem du deine Gesichtsmuskulatur bewusst entspannst. Im nächsten Schritt ziehst du deine Lippen nach vorne und formst sie zu einem spitzen Kussmund, dabei kannst du deine Wangen ein wenig nach innen ziehen. Diese Position hältst du eine Minute.

Nun kommt die gegengesetzte Bewegung: Du bläst deine Wangen prall auf. Dazu atmest du so viel Luft wie möglich ein, hältst dann die Luft an und presst deine Lippen stark zusammen. Dabei kannst du die Mundwinkel ein wenig nach außen ziehen. Diese Position nun 10–20 Sekunden halten.

Die beiden Positionen abwechselnd zwei- bis dreimal durchführen.

AUGENKNEIFEN

Diese Übung unterstützt die Entspannung deines Gesichts. Du spannst dabei zunächst so viele Muskeln wie möglich an und entspannst sie anschließend gezielt.

Kneife deine Augen so fest wie möglich zusammen. Dabei ziehst du deine Mundwinkel nach außen, sodass sich ein breites Grinsen einstellt und du dabei die Zähne zeigst. Diese Position hältst du ein bis zwei Minuten.

Anschließend entspannst du deine Gesichtsmuskeln bewusst und lässt sie, so weit es dir möglich ist, herunterhängen. Anschließend abermals anspannen und wieder loslassen. Wiederhole das Ganze drei- bis viermal.

DER LÖWE

Diese Gesichtsyoga-Übung ist eine Wohltat nach einem anstrengenden Tag oder nach emotional fordernden Situationen.

Öffne den Mund und strecke die Zunge heraus und so weit wie möglich nach unten. Tief durch den Mund einatmen und beim Ausatmen so laut brüllen, wie du kannst.

So oft wiederholen, wie es dir guttut.

GRIMASSEN SCHNEIDEN

Zu guter Letzt kannst du einfach eine Minute lang Grimassen deiner Wahl schneiden und im Anschluss daran das Gesicht wieder entspannen.

In der Zeit des ersten Corona-Lockdowns habe ich *Online-Yoga* für mich entdeckt.

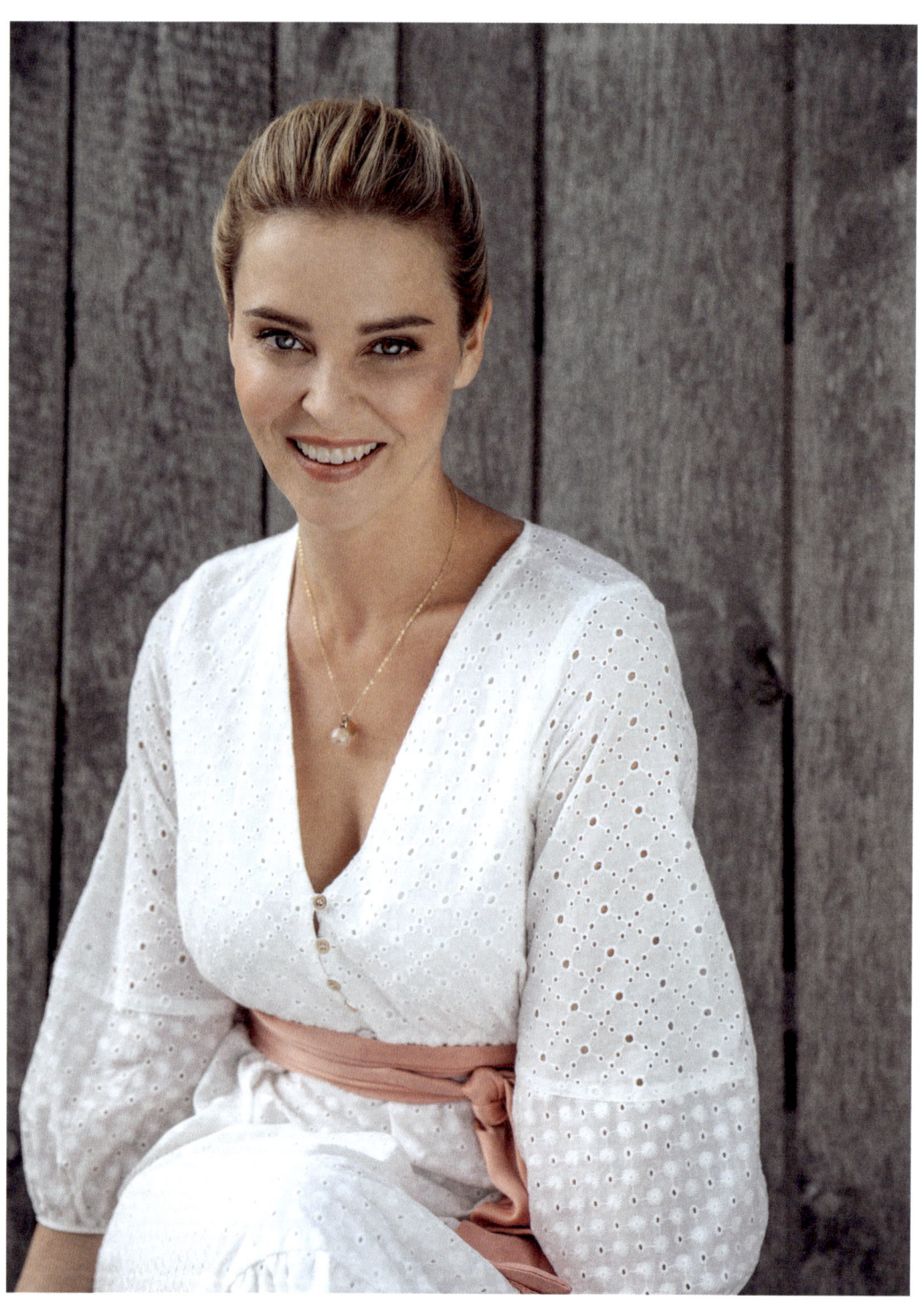

Wenn wir innerlich *in Balance* sind, *leuchtet* das Leben aus unseren *Augen*. Unser seelischer Zustand steht uns buchstäblich ins Gesicht geschrieben.

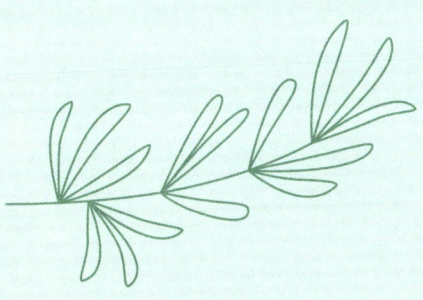

Regenerieren in der Natur

Eine meiner Lieblingsbeschäftigungen, um mich zu entspannen, ist das *Wandern in den Bergen*. Ich gehe dabei mein *eigenes Tempo*, habe gerne Zeit und Ruhe, um auf meinen Körper zu hören, mit meinem Geist in Kontakt zu treten und mit meinem Herz und meinen Emotionen zu korrespondieren.

Ich möchte beim Wandern eine gute Aussicht haben und am Ende ein Ziel erreichen, wo ein gutes Essen und ein Getränk auf mich warten. Dazwischen will ich ausreichend Zeit haben, um mich entspannt nach einer Walderdbeere zu bücken oder mich zu einem Enzian herunterzubeugen, um die hübschen Blüten aus der Nähe zu betrachten.

All das kenne ich aus meiner Zweitheimat, dem Pongau. Mein Hausberg ist der Hochthron. Ich wandere beispielsweise gern zur Werfener Hütte. Die schlanken 1000 Höhenmeter sind bei guter Kondition in eineinhalb bis zwei Stunden gut zu bewältigen. Am gegenüberliegenden Berg befindet sich die Ostpreußenhütte, wo ich bei Babs und Harald besonders gern einkehre.

Entspannung in meinem Garten

Ein Ort, der mir auf besondere Art Entspannung gibt, ist mein Garten. Zum einen ist da die Gartenarbeit, die ich trotz der Anstrengung, die sie häufig erfordert, nicht als „Arbeit" empfinde. Sie fordert mich körperlich und baut allein dadurch schon Stress ab.

Die Beschäftigung mit den unterschiedlichen Pflanzen, der Erde und den großen und kleinen Tieren und Mikroorganismen, die darin leben, ist darüber hinaus eine Wohltat für meine Seele. Ich fühle mich dabei mit der Natur verbunden und spüre, wie gut mir das tut.

Drittens liebe ich den Reichtum, den mein Garten für mich und meine Familie hervorbringt.

Mit den Kindern Erdäpfel ausgraben, Bohnen am Fensterbankl vorziehen, Rote Rüben einkochen ... all diese Dinge erfüllen mich mit Dankbarkeit. „Am Busen der Natur" zu sein hat etwas zutiefst Befriedigendes. Jedes Mal, wenn es Zucchini aus meinem Garten gibt, bin ich stolz wie Oskar. Immerhin habe ich sie gepflanzt, bewässert, vor Schnecken beschützt ... und sogar mit ihnen geredet. Was gibt es also Sinnvolleres, als sein eigenes Gemüse zu züchten? Zudem finde ich es enorm wichtig, dass Kinder lernen, respektvoll mit Lebensmitteln umzugehen. Nach zwei Stunden Erdäpfeln klauben, müssen wir bestimmte Diskussionen einfach nicht mehr führen. Und mit Butter und Salz wird dieses einfache Mahl zu einer wahren Delikatesse.

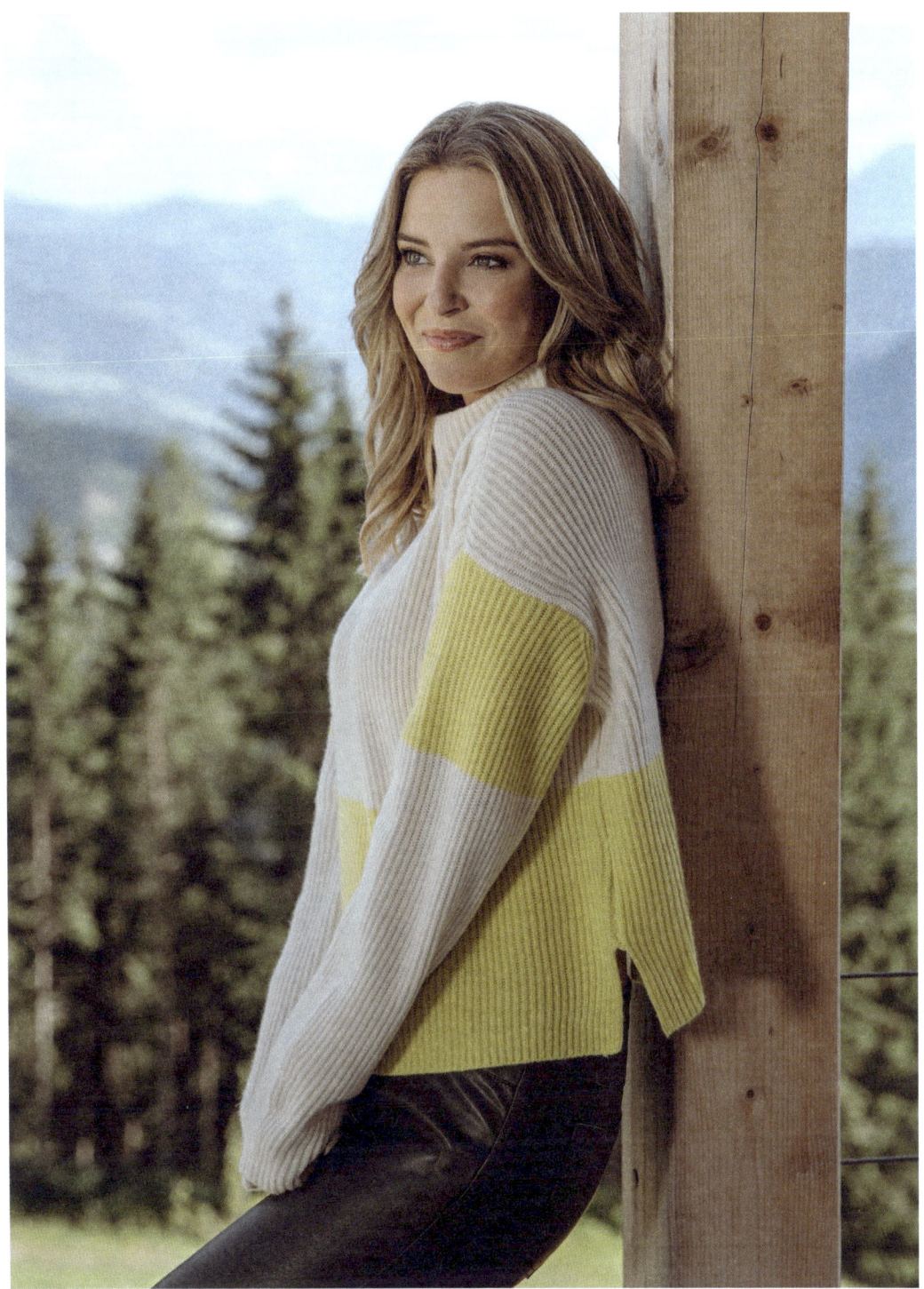

Nerven- und Schönheitsnahrung für zwischendurch

Eine Lebensmittelgruppe möchte ich dir an dieser Stelle noch vorstellen, die uns gleich doppelt gute Dienste für unser Strahlen erweisen kann: *Nüsse, Samen, Kerne* und die daraus hergestellten Pflanzenöle.

Nüsse, Samen und Kerne sind kleine Kraftwerke, die wertvolle Fette enthalten, die unserer Haut guttun – und zwar sowohl von innen, wenn wir sie essen, als auch von außen, wenn wir sie auftragen. Darüber hinaus sind die Inhaltsstoffe wertvolle Nahrung für unsere Nerven. Damit unterstützen sie unser inneres Gleichgewicht, was sich an unserem Aussehen zeigt.

Nüsse und Samen sind besonders reich an ungesättigten Fettsäuren, insbesondere wertvollen Omega-3-Fettsäuren. Zudem enthalten sie jede Menge Spurenelemente, Mineralstoffe, Ballaststoffe sowie sekundäre Pflanzenstoffe wie Polyphenole oder Resveratrol. Die Kombination all dieser wertvollen Stoffe mit den hochwertigen Eiweißen macht Nüsse, Samen und Kerne zu einem besonderen Snack, der zusätzlich gut für unser Gehirn und Nervensystem ist. Wenn du also statt Schokolade & Co. Nüsse, Samen und Kerne naschst, kannst du dir sogar beim Essen zwischendurch etwas Gutes tun.

Mandeln

Ein besonderer Genuss mit Auswirkungen auf unsere innere und äußere Schönheit sind Mandeln und das daraus hergestellte Mandelöl. Mandeln haben einen hohen Gehalt an Antioxidantien, sie erhöhen den Feuchtigkeitsspiegel der Haut und stärken deren natürliche Schutzbarriere. So können sich die Zellen von Schäden durch Sonneneinstrahlung oder Umweltgifte besser erholen. Mandeln enthalten außerdem Biotin, das Haut, Nägel und Haare stärkt. Der hohe Gehalt an Ballaststoffen und Vitamin E ist ebenfalls eine Wohltat für unsere Haut.

In der Naturkosmetik ist kaltgepresstes Mandelöl besonders beliebt. Es wird aus den Kernen der Süßmandel hergestellt und gilt als Klassiker unter den Hautpflegeprodukten. Die einfach ungesättigten Fettsäuren und die hautfreundlichen, rückfettenden und reizlindernden Eigenschaften machen das Öl besonders geeignet für die Pflege sensibler und älterer Haut.

Walnüsse

Die Walnuss gilt seit jeher als wirksame Heilpflanze. Walnüsse strotzen nur so von gesunden Inhaltstoffen wie Eisen, Magnesium, Zink, Kalium oder Phosphor. Unser Gehirn

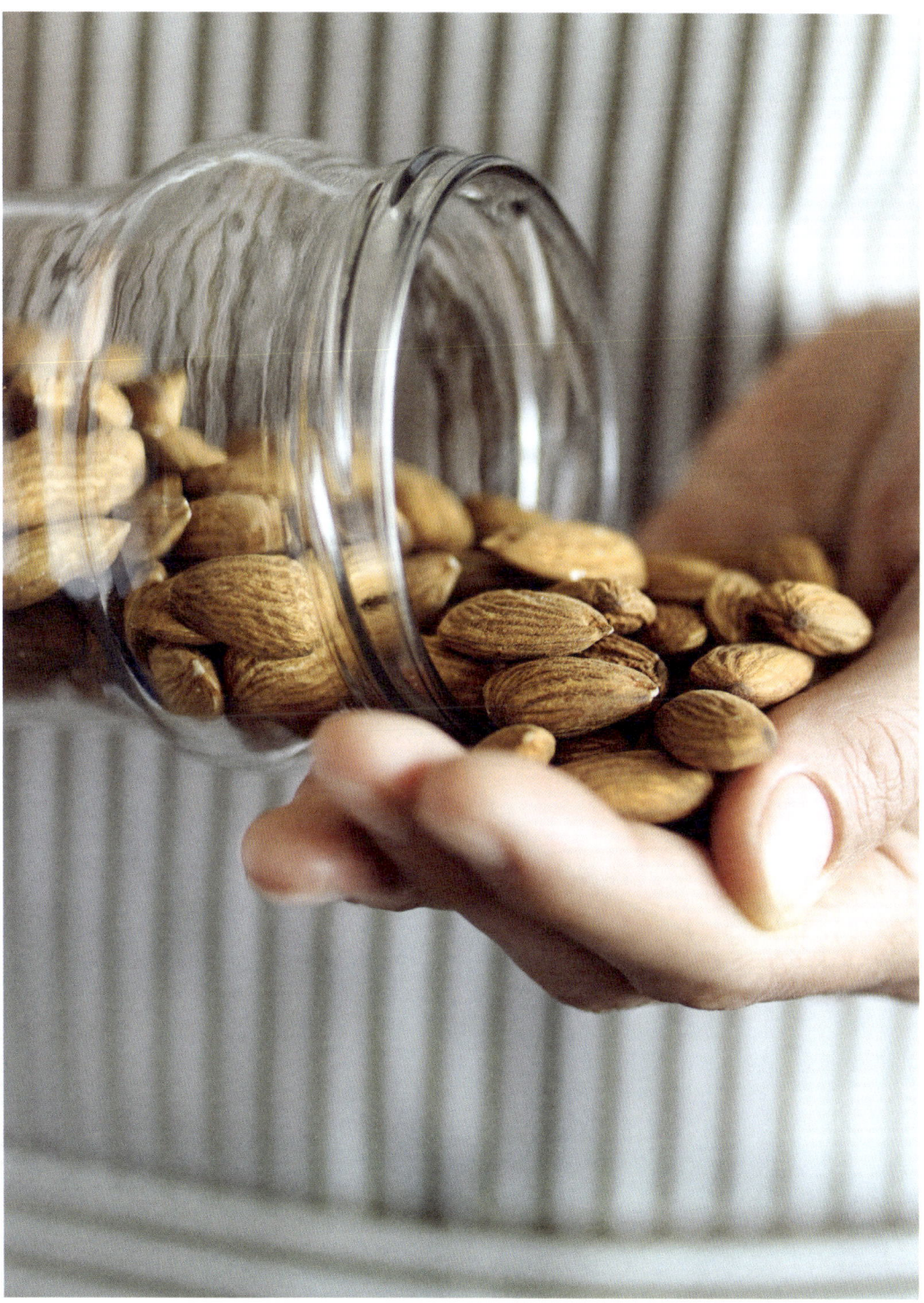

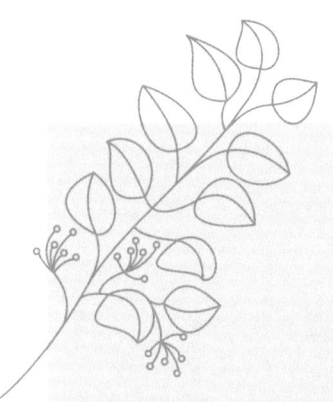

Entspannendes Mandel-Melissen-Pflegeöl

100 ml kaltgepresstes Mandelöl
30 ml Nachtkerzenöl
5–10 Tropfen ätherisches Melissenöl

Mische das Mandelöl mit dem Nachtkerzenöl und gib das ätherische Melissenöl zu. Alles gut verrühren. Lagere das Pflegeöl gut verschlossen in einer Braunflasche an einem kühlen und dunklen Ort.
Trage das Öl nach dem Duschen oder Baden auf die Haut auf. Es entspannt und pflegt Haut und Nerven.

und unsere Nerven profitieren ebenso von den Kernen wie unsere Haut. Der Verzehr von Walnüssen verbessert unsere Konzentration und Gehirnleistung. Ein hoher Gehalt an B-Vitaminen sowie Vitamin E macht die Walnuss zudem zu einer wirksamen Basis für Wundsalben. Vitamin E wirkt als Antioxidans, das die natürliche Hautbarriere gegen negative Einflüsse stärkt und gleichzeitig als Feuchtigkeitsspender fungiert. Vitamin C fördert zusätzlich die Wundheilung. Linolsäure macht das Walnussöl besonders verträglich für irritierte Haut.

Haselnüsse

Haselnüsse enthalten viel Vitamin E sowie B-Vitamine, vor allem Biotin und Thiamin. Bereits 50 g Haselnüsse können laut der Deutschen Gesellschaft für Ernährung unseren Tagesbedarf an Vitamin E decken. Kalzium, Kalium, Phosphor und wertvolle Fettsäuren machen Haselnüsse wertvoll für unseren Glow. Lecithin fördert zusätzlich Gedächtnis- und Konzentrationsleistung. Der vielfältige Mix an Inhaltstoffen macht Haselnüsse zur idealen Nervennahrung. Die ungesättigten Fettsäuren sind langfristige Energiequellen und können Heißhungerattacken vorbeugen.

Argannüsse

Einen Sonderplatz in der Kosmetik haben Argannüsse und das daraus gewonnene Öl. Es wird – in Anlehnung an seine Herkunft – auch als das Gold Marokkos bezeichnet. Die Gewinnung des Öls ist nämlich äußerst aufwendig, was auch den hohen Preis erklärt. Unter den rund 100 Inhaltsstoffen sind besonders die wertvollen Fettsäuren, Pflanzensterine, Vitamin E, Quercetin, Squalen und antibakteriell wirkende Flavonoide erwähnenswert.

Das Öl ist bekannt als wirksames Heilmittel gegen Hauterkrankungen wie Neurodermitis und Akne. Eine marokkanische Studie fand heraus, dass sowohl innere als auch äußere Anwendung des Öls die Elastizität der Haut verbessert. Das macht das Öl besonders für Frauen in den Wechseljahren interessant, wenn die durch die hormonellen Veränderungen die Spannkraft der Haut abnimmt. Bei der Behandlung von Cellulitis und Dehnungsstreifen nach der Schwangerschaft kann Arganöl ebenfalls gute Dienste leisten.

Auch für die Haarpflege wird Arganöl gerne empfohlen. Die Linolsäure schützt vor Haarbruch und gibt den Haaren Elastizität und Spannkraft. Darüber hinaus soll das Öl sogar das Haarwachstum fördern und Haarausfall vorbeugen.

Arganöl-Haarkur

Massiere nach der Haarwäsche etwas Arganöl in die Haare. Wickle die Haare in ein Handtuch ein und lass das Öl über Nacht einwirken. Spüle die Haare am nächsten Tag gründlich aus.

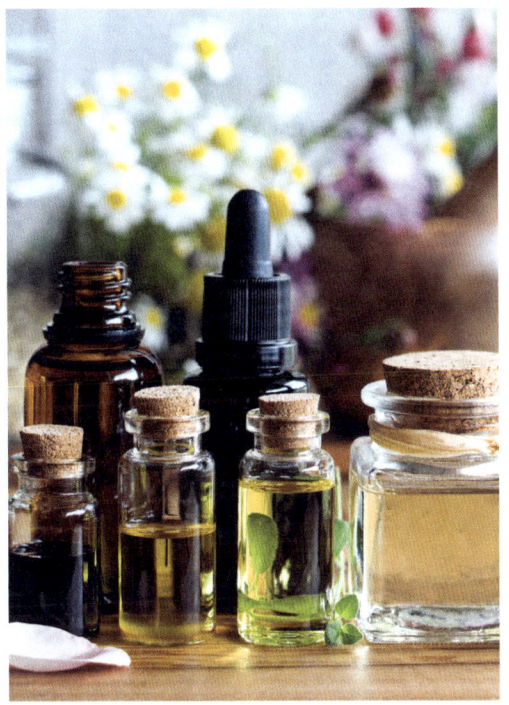

Mein selbst gemachtes Lieblingsmüsli mit Pekannüssen

3 Tassen Haferflocken
1 ½ Tassen Pekannüsse, grob zerkleinert
3 EL Butter, geschmolzen
⅓ Tasse Agavendicksaft
½ Teelöffel grobes Salz

Das Backrohr auf 300 °C vorheizen. Haferflocken, Pekannüsse, Butter, Agavendicksaft und Salz in einer Schüssel vermischen. Ein Backblech mit Backpapier auslegen und die Masse gleichmäßig darauf verteilen. 15 Min. backen. Die Mischung einmal durchrühren und weitere 15 Min. backen, bis die Haferflocken goldgelb sind. Das Müsli auf dem Blech auskühlen lassen und anschließend luftdicht verschlossen in Gläser füllen. Meine Kinder lieben dieses Müsli!

Naturkosmetik
zum Entspannen

Entspannungs-Duschgel
à la Provence

200 ml Wasser
2 EL Lavendelblüten
10 g geraspelte Kernseife
2 TL Olivenöl
10 Tropfen ätherisches Lavendelöl

Wasser in einem kleinen Topf aufkochen. Lavendelblüten zugeben und 5 Min. ziehen lassen. Abseihen. Den Lavendelsud wieder auf den Herd stellen und die Kernseife darin bei niedriger Temperatur unter ständigem Umrühren auflösen. Olivenöl und ätherisches Lavendelöl zufügen. Auskühlen lassen. Die Flüssigkeit kräftig durchrühren und in ein Fläschchen füllen. Vor der Verwendung kräftig schütteln.

Entspannendes
Gesichtsdampfbad

10 g getrocknete Rosenblütenblätter
10 g getrocknete Birkenblätter
10 g getrocknete Brennnesselblätter
10 g getrocknete Zitronenmelisseblätter
5 g getrocknete Salbeiblätter
5 g getrocknete Ringelblumenblätter
5 g getrocknete Lavendelblüten

Die Blätter und Blütenblätter mischen und in ein dekoratives Glas füllen.

Für eine Anwendung 2 EL der Mischung in eine Schüssel geben und mit 500 ml kochendem Wasser übergießen. Ein Handtuch über den Kopf legen und den Kopf mit geschlossenen Augen über die Schüssel beugen. Dabei jedoch nicht zu nah an die heißen Dämpfe kommen, um Verbrühungen zu vermeiden. 5–10 Min. den Dampf im Gesicht wirken lassen. Das Gesicht anschließend abtrocknen und etwas nachruhen lassen.

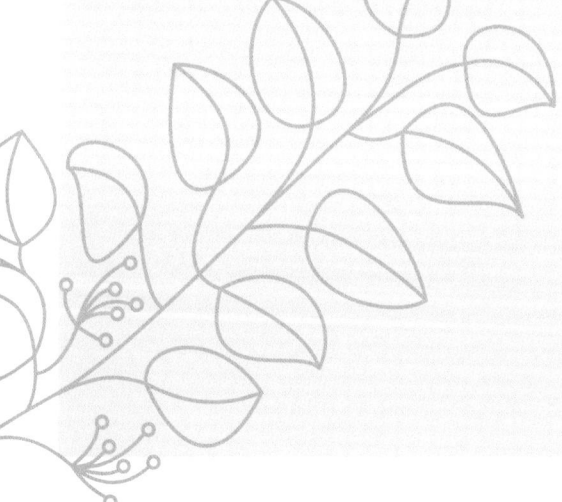

Aloe-vera-Creme

100 ml zimmerwarme Bio-Vollmilch
(mind. 3,5 % Fett)
250 ml Mandelöl
50 g Aloe-vera-Gel
5 Tropfen ätherisches Rosmarinöl

Die zimmerwarme Milch in einen hohen Behälter geben. Mit dem Stabmixer rühren und dabei das Mandelöl tröpfchenweise zugeben; alternativ kannst du auch eine leistungsstarke Küchenmaschine verwenden. Mindestens 5 Min. mixen, bis die Milch eine cremige Konsistenz hat. Mit einem Löffel vorsichtig das Aloe-vera-Gel unterheben und das Rosmarinöl einrühren. Die Creme in eine saubere Cremedose füllen und 24 Std. in den Kühlschrank stellen.

Übrigens ...

Diese Aloe Vera Creme ist eine Wohltat für trockene Haut. Sie entspannt und beruhigt, zum Beispiel nach einem Sonnenbrand.

Tipp

Aloe-vera-Gel ist im Internet erhältlich. Wenn du eine Aloe-vera-Pflanze hast, kannst du das Gel auch selbst gewinnen. Schneide dazu drei große Blätter ab und stelle sie mit der Schnittfläche nach unten rund eine Stunde in eine Schüssel, bis ein gelber Saft herausgeronnen ist. Dieser Saft – Aloin genannt – schützt die Pflanze vor Fressfeinden und hat eine reizende und abführende Wirkung. Nun kannst du das Gel entnehmen. Entferne dazu an der Schnittstelle jeweils noch 1 cm der Blätter. Die Blätter abwaschen und anschließend die wachsartige obere Hautschicht des Blattes mit einem sauberen Messer entfernen und das darunterliegende Gel freilegen.

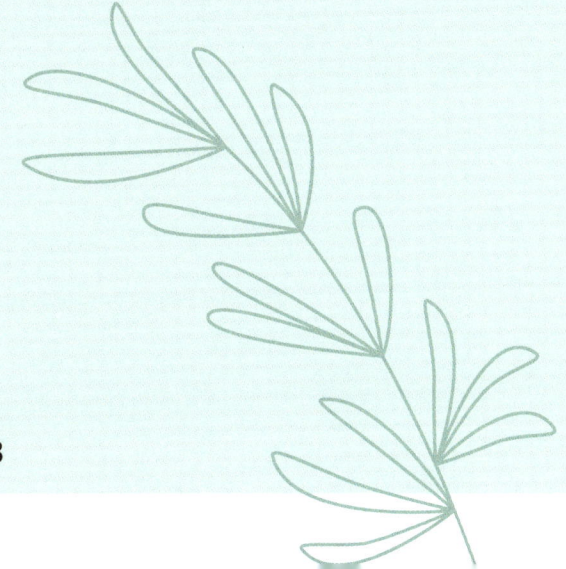

Süßkartoffeln aus dem Rohr mit geräuchertem Saibling und Mangold

FÜR 4 PORTIONEN

Für den Mangold

1 gelber oder roter Mangold
1 rote Zwiebel
2 EL Butter
Salz
frisch gemahlener
schwarzer Pfeffer
frisch geriebene Muskatnuss

Für den Joghurt

125 g griechischer Joghurt
Salz
Abrieb und Saft von 1 Bio-Zitrone

Außerdem

4 große Süßkartoffeln à 300 g
4 geräucherte Saiblingsfilets

ZUBEREITUNG

1. Die Zwiebel schälen und in feine Streifen schneiden. Den Mangold waschen und ebenfalls in feine Streifen scheiden. Die Butter in einer Pfanne erhitzen und die Zwiebel anschwitzen. Den Mangold zugeben und ca. 3 Min. in der Zwiebelbutter schwenken. Mit Salz, Pfeffer und Muskatnuss würzen.

2. Das Backrohr auf 180 °C vorheizen. Die Süßkartoffeln waschen, auf ein Backblech legen und im Rohr 40 Min. garen.

3. Griechischen Joghurt mit Salz und Zitronensaft verrühren. Die Süßkartoffeln aus dem Rohr nehmen, der Länge nach leicht einschneiden. Griechischen Joghurt und das Mangoldgemüse darüber geben.

4. Den Saibling in Scheiben schneiden und auf den Mangold legen. Mit Zitronenabrieb garnieren.

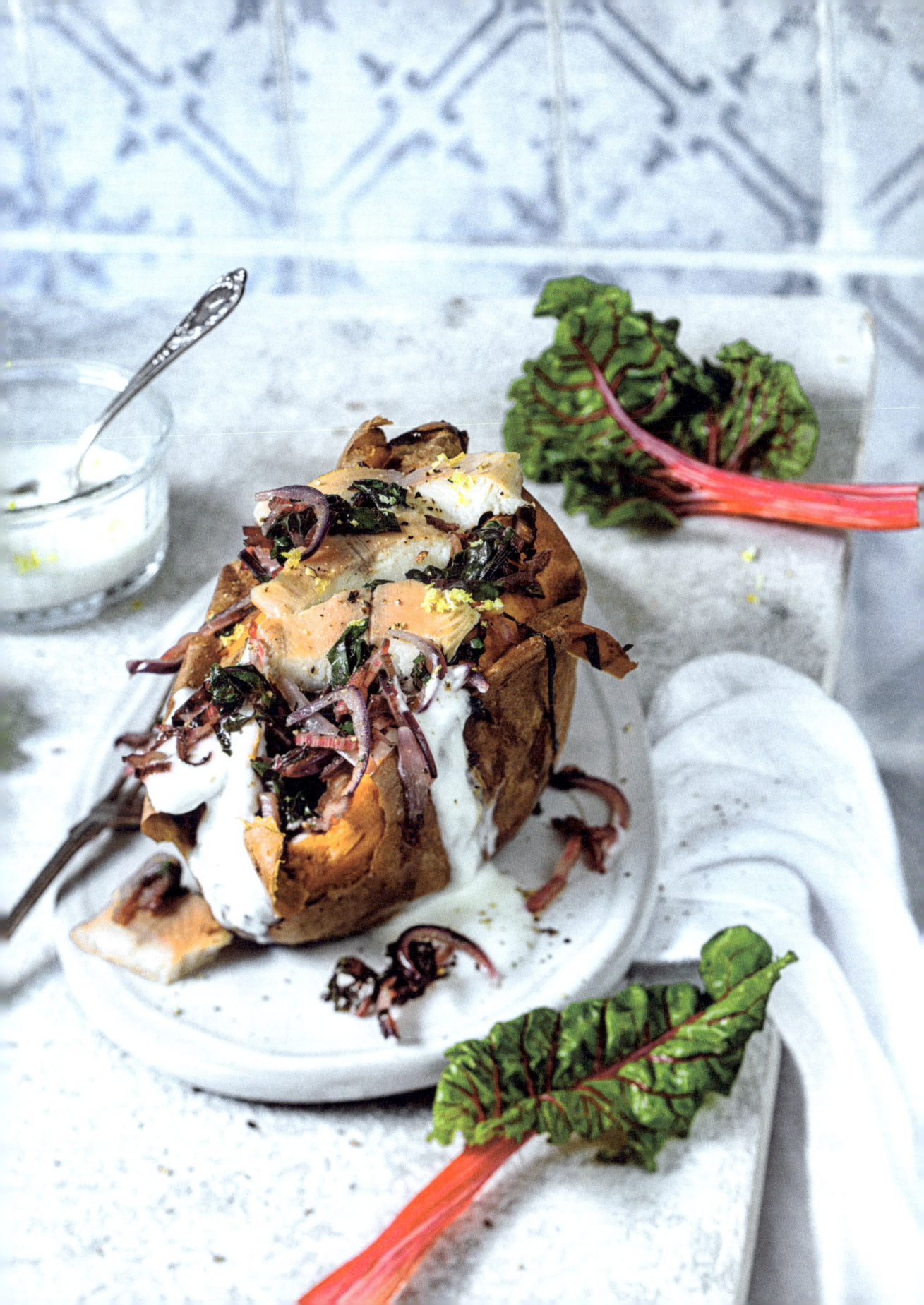

Bananenschnitten

FÜR 10 STÜCKE

Für den Teig
60 g glattes Mehl (Type 700)
60 g Maisstärke
50 g Butter
4 Eier
100 g Staubzucker
1 Prise Salz
1 Pck. Vanillezucker
Abrieb von 1 Bio-Zitrone

Für den Sirup
3 EL Zucker
125 ml Orangensaft
2 EL Rum

Für die Vanillecreme
2 EL Vanillepuddingpulver
300 ml Milch
4 Dotter
100 g Zucker
250 g weiche Butter

Für die Glasur
120 g Bitterkuvertüre (geschmolzen)
1 EL Honig
90 ml Schlagobers

Außerdem
2 EL Marillenmarmelade
6 Bananen
2 EL gehackte Kürbiskerne

ZUBEREITUNG

1. Das Backrohr auf 220 °C vorheizen. Ein Backblech mit Backpapier auslegen.

2. Für den Teig Mehl und Maisstärke sieben. Die Butter schmelzen. Eier, Staubzucker, Salz, Vanillezucker und Zitronenabrieb schaumig schlagen. Die Mehlmischung unterheben. Mit der flüssigen Butter vermengen. Den Teig gleichmäßig auf dem Blech verstreichen und 10 Min. backen. Den Biskuit herausnehmen, mit dem Papier vom Blech ziehen und auskühlen lassen.

3. Für den Sirup alle Zutaten in einem Topf vermischen und leicht erwärmen.

4. Für die Vanillecreme das Puddingpulver mit 4 EL Milch und den Dottern glattrühren. Die restliche Milch mit dem Zucker aufkochen. Die Vanillepuddingmasse einrühren. Kurz aufkochen, vom Herd nehmen und überkühlen lassen. Die Butter einrühren und die Masse zum Schluss schaumig schlagen.

5. Den Biskuit horizontal halbieren und beide Biskuitstücke mit Sirup beträufeln. Einen Biskuit dünn mit der Hälfte der Vanillecreme bestreichen, das zweite Stück darauflegen und dünn mit Marmelade bestreichen. Die Bananen schälen, längs halbieren und den Biskuit damit dicht belegen. Die Bananen mit der restlichen Vanillecreme bestreichen. Den Kuchen 3 Std. abgedeckt kaltstellen.

6. Für die Glasur die Kuvertüre schmelzen und mit den restlichen Zutaten vermischen. Etwas abkühlen lassen, gleichmäßig über der Vanillecreme verteilen und glattstreichen. Zum Schluss die Kürbiskerne darüberstreuen. Den Kuchen bis zum Servieren kaltstellen.

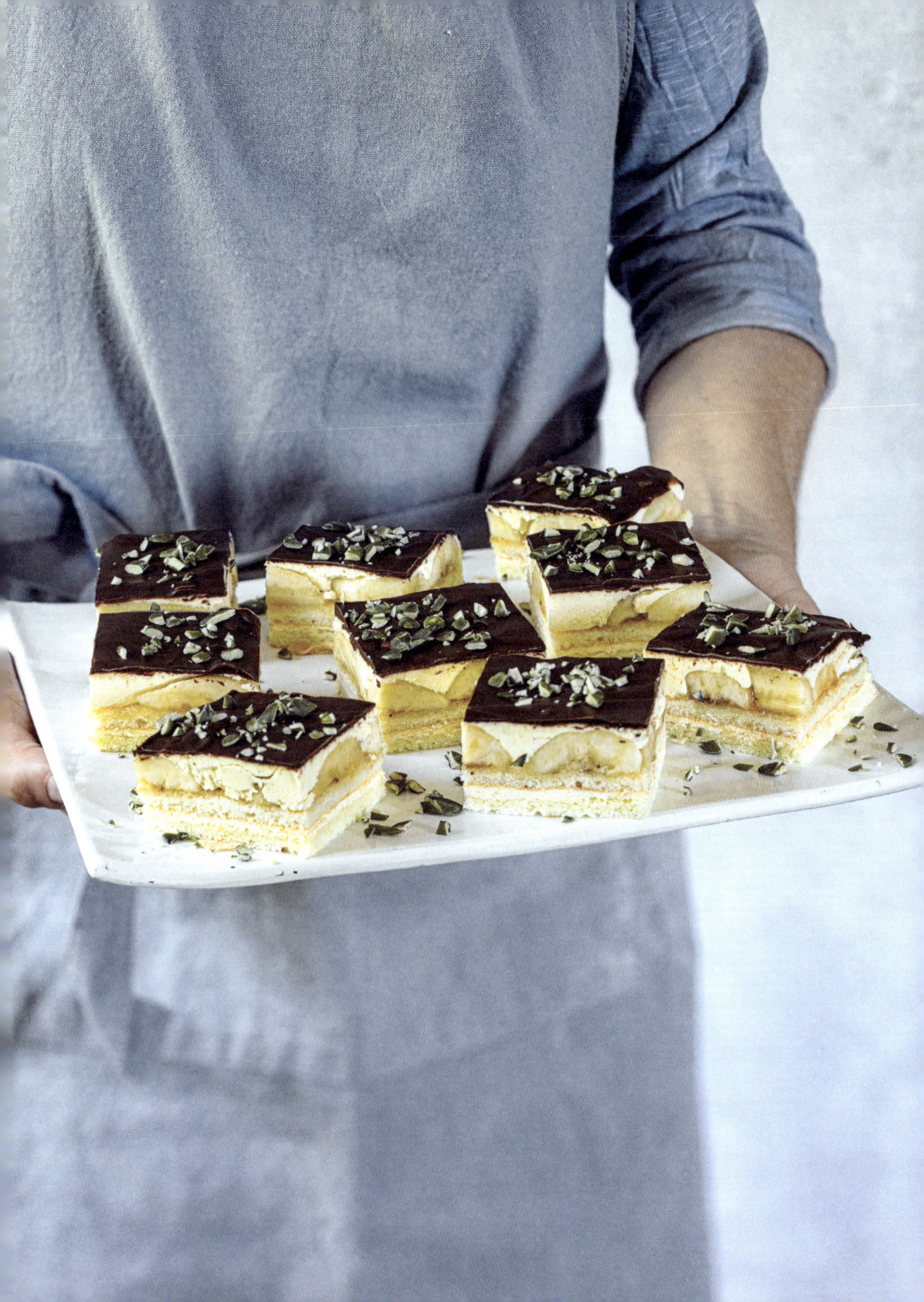

Spinatpalatschinken mit Huhn, Walnüssen und Wildkräuter-Pesto

FÜR 4 PORTIONEN

Für das Wildkräuter-Pesto
20 g Basilikum
20 g Pfefferminze
20 g Petersilie
20 g Brennnesselblätter
20 g Sauerampfer
40 g Pinienkerne
2 Knoblauchzehen
30 g Pecorino
140 ml Olivenöl

Für die Spinatpalatschinken
220 ml Milch
80 g glattes Mehl
80 g passierter Spinat (TK), aufgetaut
Salz
2 Eier
2 EL Sonnenblumenöl

Für die Hühnerbrust
2 Hühnerbrustfilets
2 EL ganze Walnüsse
2 EL Olivenöl
2 EL Korianderblätter

Außerdem
1 Hand voll Wildkräuter zum Garnieren

ZUBEREITUNG

1. Für das Wildkräuter-Pesto die Kräuter abbrausen, in kochendem Wasser kurz blanchieren und in Eiswasser überkühlen. Gut abtropfen lassen. Pinienkerne in einer Pfanne ohne fett duftend rösten. Die Knoblauchzehen schälen. Den Pecorino in feine Scheiben schneiden. Kräuter, Pinienkerne, Knoblauch und Pecorino mit dem Olivenöl pürieren. Das Pesto mit Salz und Pfeffer würzen.

2. Für die Spinatpalatschinken Milch, Mehl und Spinat verrühren und mit Salz würzen. Die Eier unterrühren. Öl in einer beschichteten Pfanne erhitzen. Den Teig darin portionsweise hineingeben und die Palatschinken auf beiden Seiten goldbraun backen. Warm halten.

3. Die Hühnerbrustfilets waschen, trocken tupfen, in kleine Stücke schneiden und mit Salz würzen. Die Walnüsse grob hacken. Olivenöl in einer Pfanne erhitzen und die Hühnerbruststücke mit den Walnüssen darin anbraten. Auf den Spinatpalatschinken verteilen und mit dem Pesto und frischen Wildkräutern garniert servieren.

Tipp

Sollten mal Palatschinken übrig bleiben, peppen sie jede Suppe als Einlage auf.

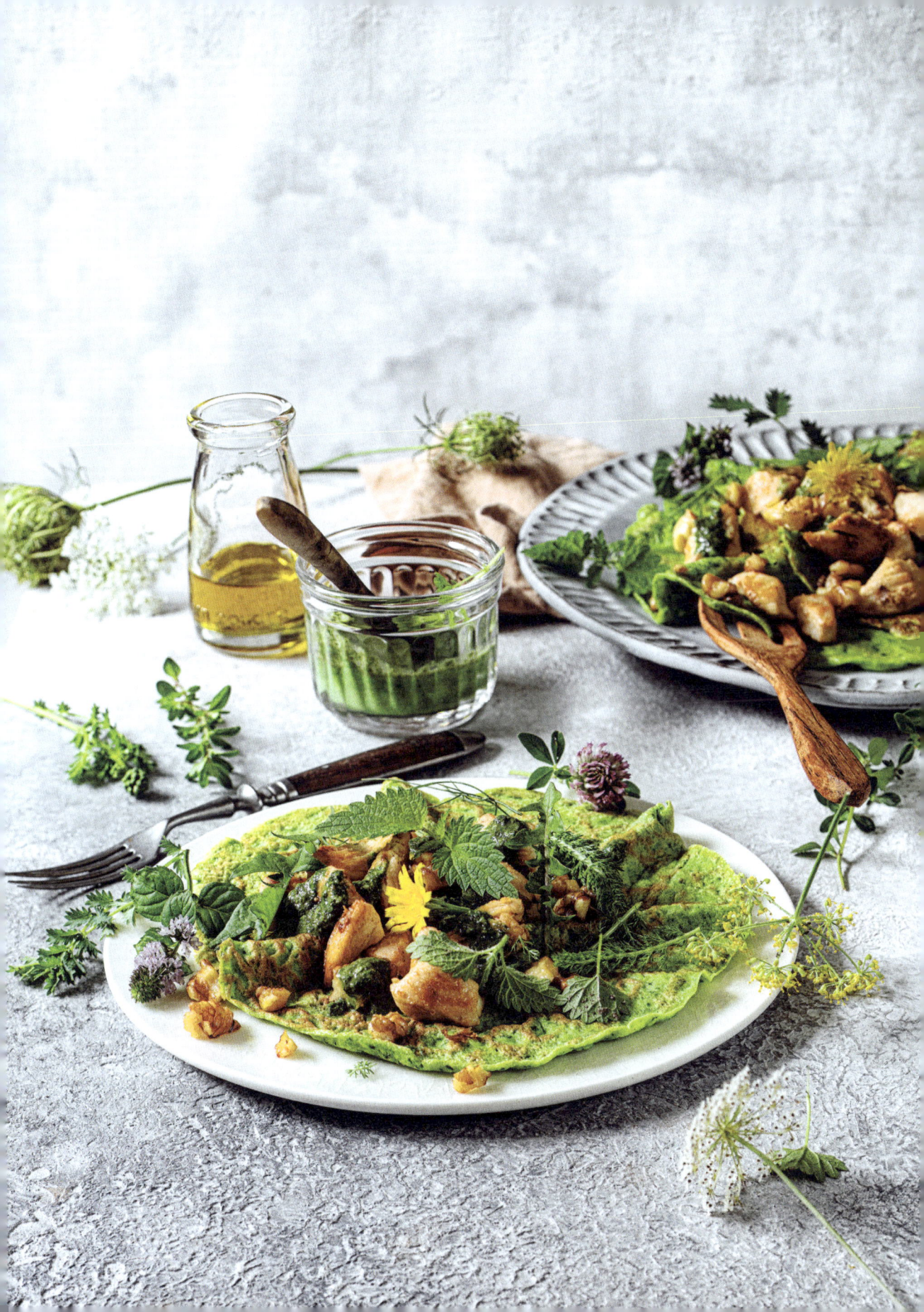

Forelle mit Haferflockenbröseln und Topinambur-Chips

FÜR 4 PORTIONEN

Für die Forelle
2 Forellen (küchenfertig)
1 Bio-Zitrone
Salz
1 EL Olivenöl plus etwas
zum Anbraten

Für die Haferflockenbrösel
60 g Butter
50 g feine Haferflocken
Salz

Für die Topinambur-Chips
6 Topinambur
50 ml Olivenöl
Salz
frisch gemahlener
schwarzer Pfeffer

Außerdem
1 Bio-Zitrone

ZUBEREITUNG

1. Die Forellen abspülen und trocken tupfen. Die Zitrone heiß abwaschen, trocken tupfen und in Scheiben schneiden. Die Forellen innen und außen mit Salz würzen, die Zitronenscheiben in die Forellen legen und leicht andrücken. Die Forellen mit Olivenöl einpinseln.

2. Für die Haferflockenbrösel die Butter in einer Pfanne schmelzen, die Haferflocken darin leicht braun anrösten. Salzen.

3. Das Backrohr auf 150 °C vorheizen. Die Forellen in einer großen beschichteten, ofenfesten Pfanne in Olivenöl beidseitig anbraten. Anschließend im Backrohr ca. 15 Min. fertig garen.

4. Für die Chips die Topinambur waschen, aber nicht schälen, und mit einem Allesschneider oder der Brotmaschine in sehr feine Scheiben schneiden. Die Scheiben mit Olivenöl beträufeln, mit Salz und Pfeffer würzen und gut vermischen. Ein Blech mit Backpapier auslegen, die Scheiben nebeneinander darauflegen und im Backrohr 15 Min. backen. Herausnehmen und auf Küchenpapier abtropfen lassen.

5. Die Zitrone in Scheiben schneiden. Die Forellen mit den Haferflockenbröseln bestreuen und mit Topinambur-Chips und Zitronenscheiben servieren.

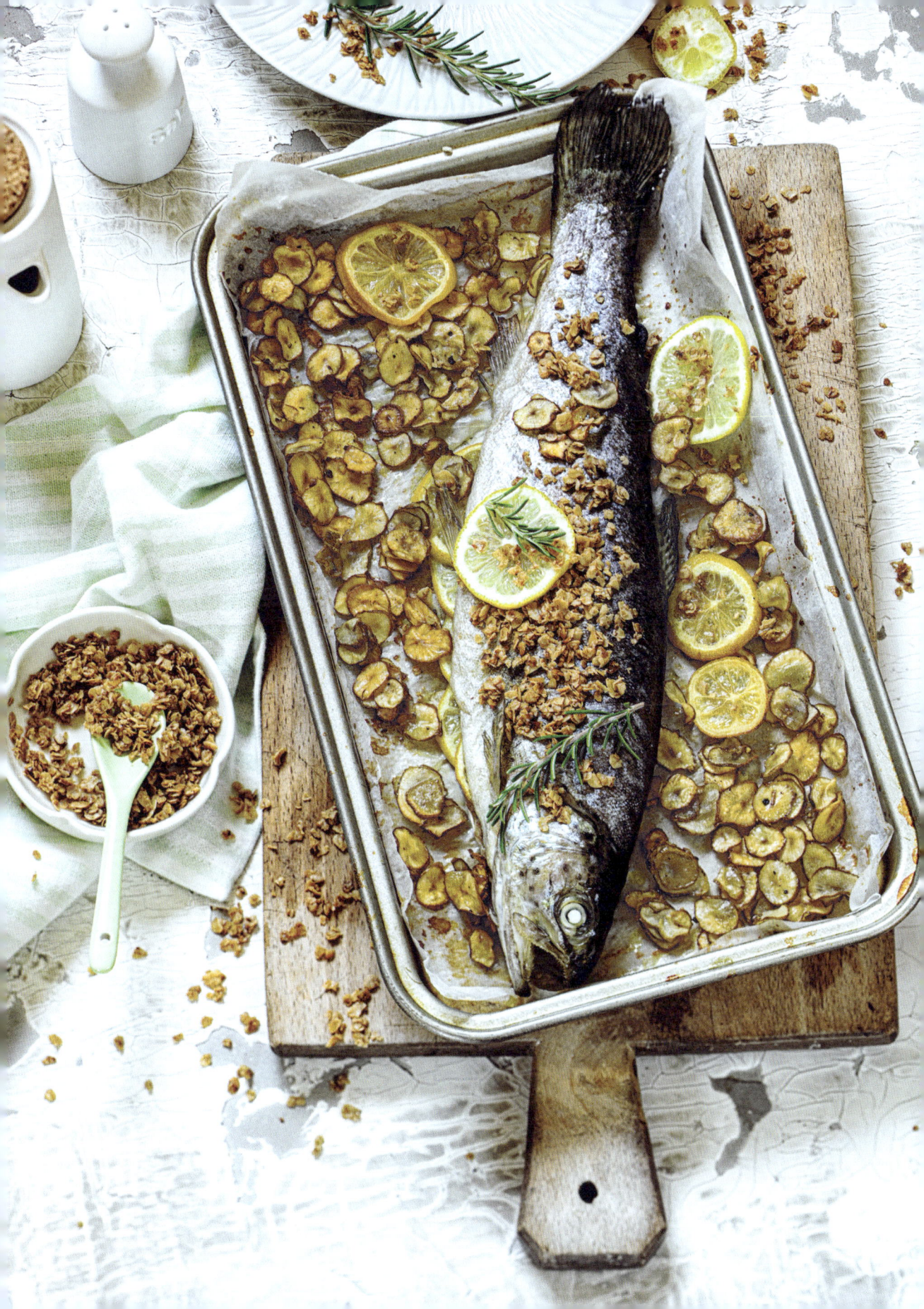

Grünkohlsalat mit Granatapfel, Pinienkernen und Ziegenkäse-Crostini

FÜR 4 PORTIONEN

Für den Grünkohlsalat
1 Grünkohl (ca. 400 g)
2 EL Pinienkerne
1 Granatapfel
2 EL Olivenöl
2 EL Rosenwasser
Saft von 1 Zitrone
Salz
frisch gemahlener
schwarzer Pfeffer

Für die Ziegenkäse-Crostini
½ Baguette
125 g Ziegenfrischkäse
rosa Pfeffer
1 Schale Gartenkresse

ZUBEREITUNG

1. Für den Salat die Grünkohlblätter ablösen, waschen, trocken tupfen, in einer großen Pfanne mit Wasser 3 Min. weich kochen. Kalt abschrecken und in einem Sieb gut abtropfen lassen. Große Blätter der Länge nach halbieren. Die Pinienkerne in einer Pfanne ohne Fett leicht braun rösten, den Granatapfel halbieren und die Kerne herauslösen. Den Grünkohl mit Olivenöl, Rosenwasser, Pinienkernen, Granatapfelkernen und Zitronensaft vermischen und mit Salz und Pfeffer würzen.

2. Für die Ziegenkäse-Crostini das Baguette in Scheiben schneiden. Die Scheiben in einer Pfanne beidseitig braun rösten, mit dem Ziegenfrischkäse bestreichen und mit rosa Pfeffer und Kresse bestreuen.

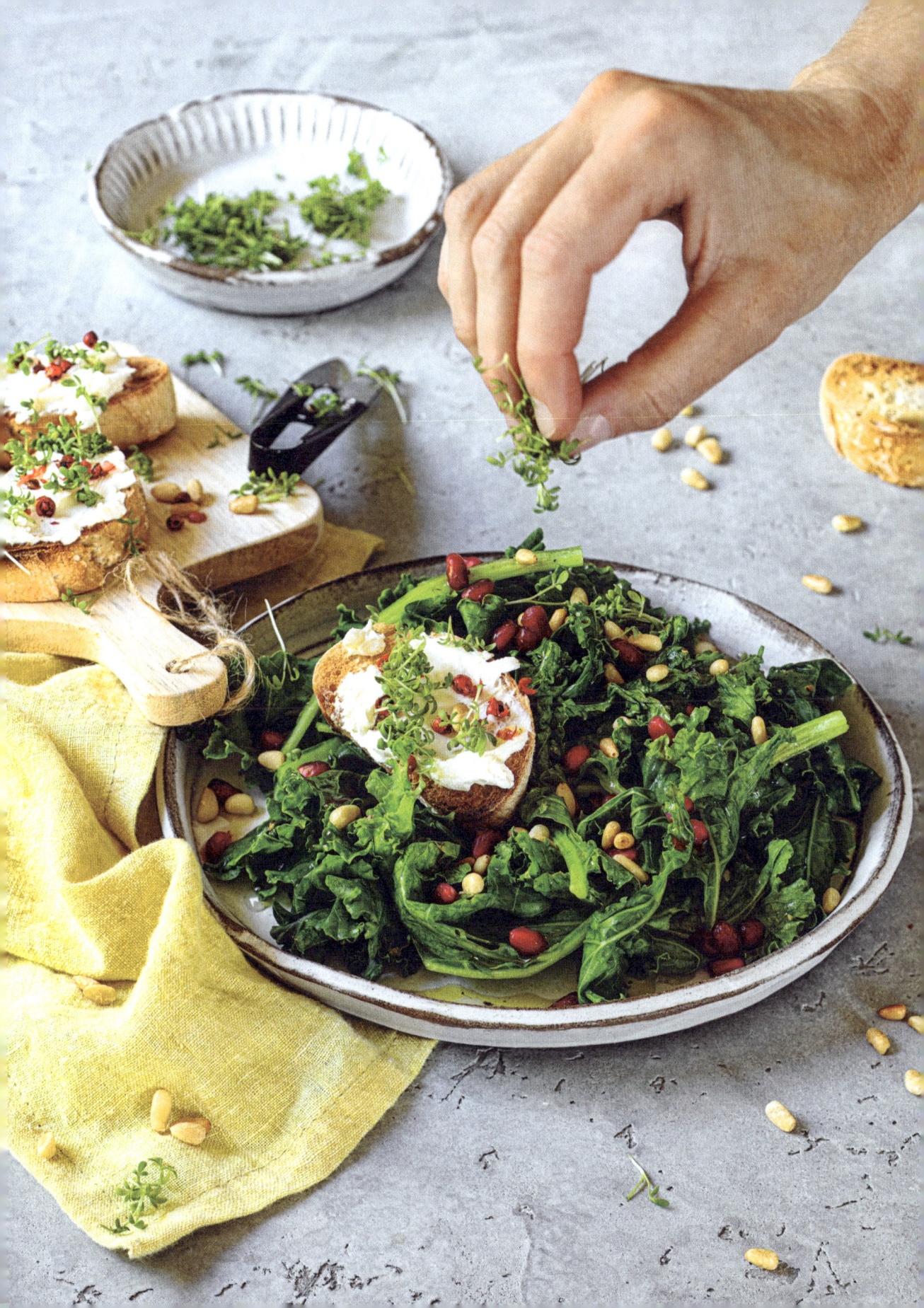

Scharfes rotes Dal
mit Korianderdip

FÜR 4 PORTIONEN

Für das Dal
1 Zwiebel
1 Stück Ingwer (1 cm)
1 Tomate
1 rote Chilischote
1 Stängel Koriander
300 g rote Linsen
2 EL Sonnenblumenöl
1 gehäufter TL Kreuzkümmelsamen
700 ml Wasser
1 TL Salz
½ TL gemahlene Kurkuma
2 TL gemahlener Koriander
½ TL Chilipulver (ersatzweise
Cayennepfeffer)

Für den Korianderdip
1 Bund Koriander
Saft von 1 Zitrone
125 g Joghurt (3,5 % Fett)
3 Prisen Salz

Außerdem
8 Papadams
1 kleine rote Chilischote

ZUBEREITUNG

1. Für das Dal Zwiebel und Ingwer schälen und in feine Würfel schneiden. Die Tomate fein würfeln. Die Chilischote von Samen und Scheidewänden befreien und fein hacken. Koriander abbrausen, trocken tupfen, die Blätter abzupfen und fein hacken. Die Linsen waschen.

2. In einem breiten Topf das Sonnenblumenöl erhitzen. Die Kreuzkümmelsamen darin anrösten. Ingwer und Zwiebel zugeben und darin rösten, bis sie etwas Farbe bekommen haben. Anschließend Linsen, Wasser, Tomate, Chili, gehackten Koriander, Salz, Kurkuma, gemahlenen Koriander und Chilipulver zugeben. Umrühren und das Dal 15–20 Min. bei schwacher Hitze köcheln lassen.

3. Für den Korianderdip das Koriandergrün abbrausen, trocken tupfen, die Blätter abzupfen und fein schneiden. Zitronensaft mit Joghurt, Koriander und Salz verrühren.

4. Die Papadams nach Packungsangabe zubereiten. Die Chilischote von Samen und Scheidewänden befreien und in feine Ringe schneiden. Das Dal mit dem Korianderdip auf Tellern anrichten und mit Koriandergrün und Chili garnieren. Mit den Papadams servieren.

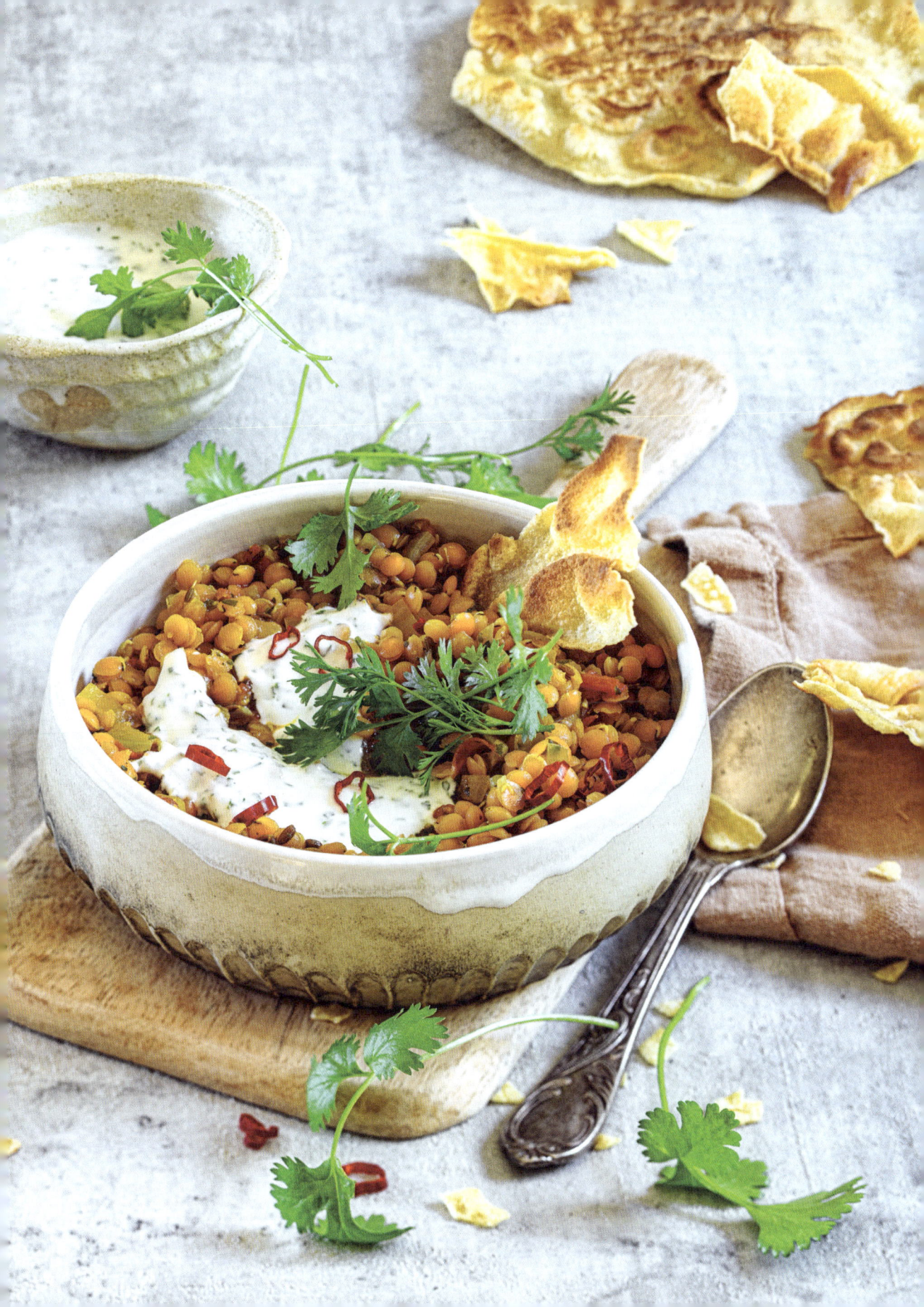

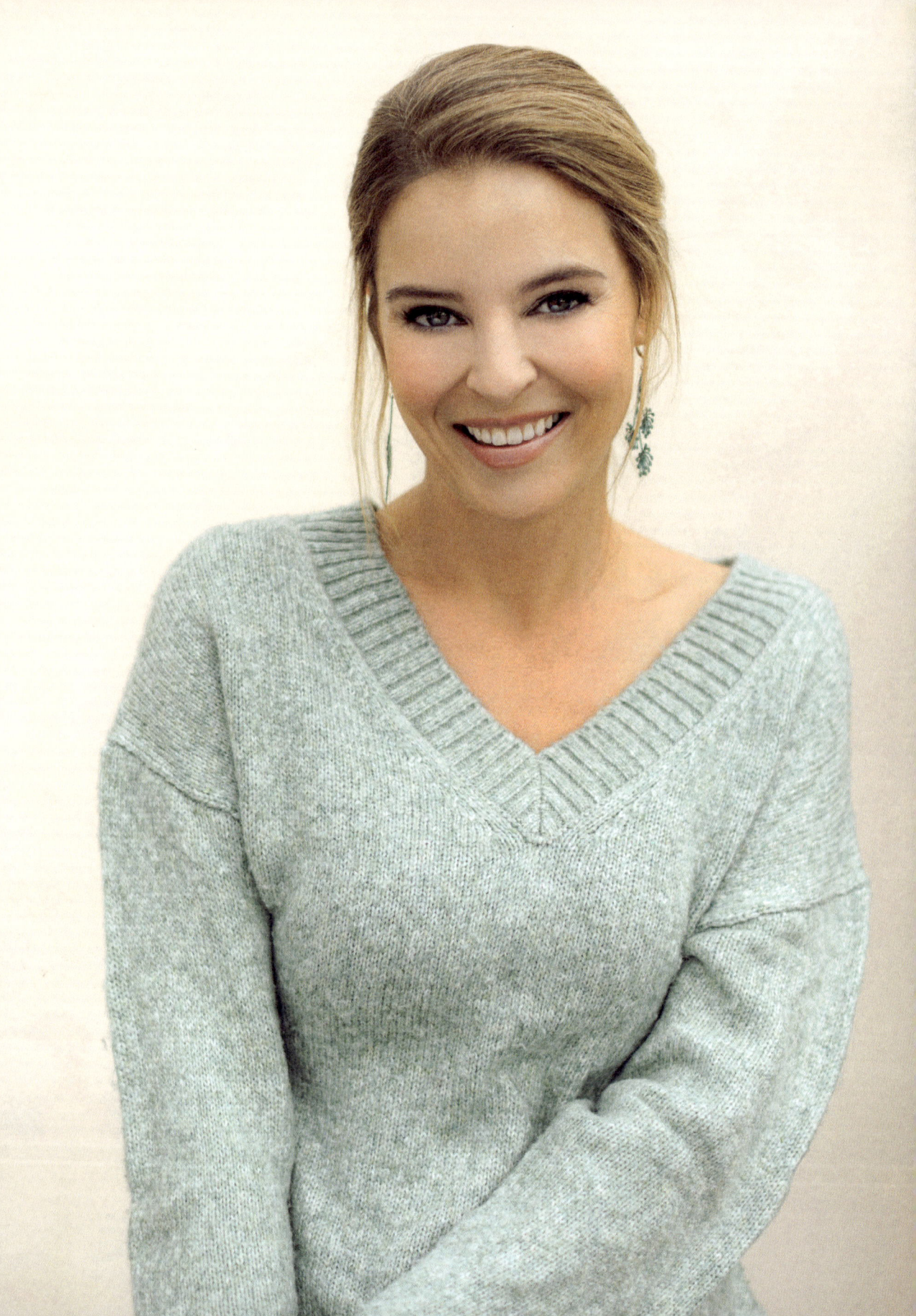

Entgiften & entschlacken

Wenn wir uns in unserer Haut *wohlfühlen* wollen, kommen wir am Thema Entgiften und Entschlacken nicht vorbei.

Aufräumen
für die Schönheit

In diesem Kapitel geht es um das *Entgiften* und *Entschlacken* deines Körpers. Ich stelle dir Antioxidantien vor und wie sie deine Zellen schützen und reparieren. Wir machen uns auf die Suche nach schmackhaften und wohltuenden Methoden, die uns beim Entgiften helfen, und widmen uns dabei auch einer ganzen Reihe hochwirksamer Wildkräuter.

Unser Zuhause regelmäßig aufzuräumen und sauber zu halten ist eine wichtige Grundlage dafür, dass wir uns in unseren vier Wänden wohlfühlen. Denn wenn es in unserem Daheim unordentlich aussieht, haben auch unsere Gedanken und Gefühle keine Chance, sich zu ordnen. Wir wissen, dass wir regelmäßig staubsaugen, das Geschirr abwaschen und den Müll hinaustragen müssen. Von Zeit zu Zeit sollten wir auch Dinge aussortieren, die uns nicht mehr passen oder die wir nicht mehr brauchen, damit wir unser Zuhause nicht überfrachten. Nicht umsonst sind TV-Shows und Ratgeber, die sich mit dem richtigen „Ausmisten" beschäftigen, derzeit Quotenrenner.

Wenn wir diese Erfahrungswerte auf unseren Körper umlegen und uns auch in unserer Haut wohlfühlen wollen, kommen wir am Thema Entgiften und Entschlacken nicht vorbei. Wenn du regelmäßig für ein inneres Aufräumen sorgst, tust du gleichzeitig etwas für deine äußere Schönheit. Ein guter Freund hat mal zu mir gesagt: „Ab einem gewissen Alter bist du selbst für dein Gesicht und deine Lebensgeschichte verantwortlich." Und recht hat er, denn gewisse Dinge und Prozesse kann uns kein Psychotherapeut oder Dermatologe abnehmen. Durch die richtigen Maßnahmen kannst du auch der Faltenbildung und dem Alterungsprozess deiner Haut proaktiv entgegenwirken. Und dabei noch ein Lächeln auf den Lippen haben.

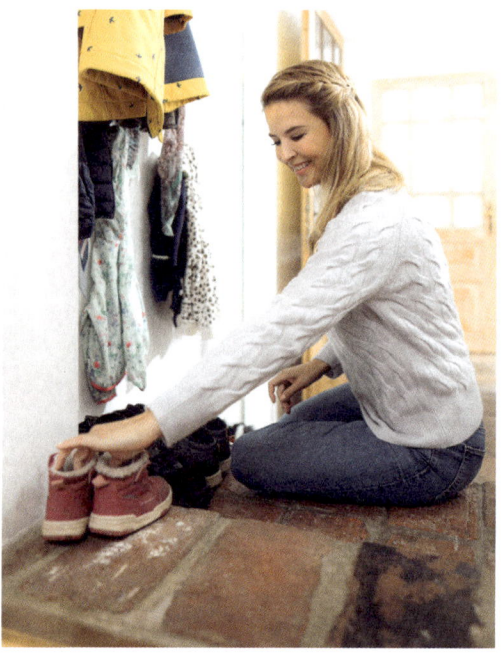

Antioxidantien

Als Antioxidantien bezeichnet man chemische Verbindungen,
die den sogenannten oxidativen *Stress* in unserem Körper *eindämmen*
oder im besten Fall verhindern können.

Der vielzitierte oxidative Stress ist ein Zustand unseres Stoffwechsels, der Schäden an Zellen oder Zellfunktionen hervorruft. Unsere Zellen sind dann sogenannten „freien Radikalen" ausgesetzt. Das sind Moleküle, in deren chemischer Struktur ein Elektron fehlt. Auf der Suche nach diesem fehlenden Elektron greifen sie Zellwände an und schädigen damit die Zellmembran. Wenn unser Körper chronisch unter oxidativem Stress steht, nimmt das Risiko für eine Reihe von ernsthaften Krankheiten zu. Dazu zählen Krebs, Herz-Kreislauf-Erkrankungen, Schlaganfall sowie Schädigungen des Nervensystems wie Parkinson oder Alzheimer.

Wir können diesen oxidativen Stress aber bereits lange bevor sich diese lebensbedrohlichen Erkrankungen ausbreiten an Symptomen wie Nervosität, Müdigkeit, Erschöpfung, Depression oder Burn-out bemerken. Unsere Haut ist ein besonders verlässlicher Anzeiger von oxidativem Stress, denn sie ist mit Abstand das größte Organ, das als Barriere zwischen unserem Organismus und der Umwelt fungiert. Diese Schutzschicht ist dem oxidativen Stress ständig ausgesetzt. Daher ist es besonders wichtig, so früh wie möglich diesen Stress zu reduzieren. Dabei helfen uns Antioxidantien wie zum Beispiel Betacarotin und Vitamin A, Vitamin C und E, Coenzym Q10, Melatonin, Selen, Curmin, Resveratrol, Lycopin, Chlorophyll und Spermidin.

Vitamin C
Ascorbinsäure

Jedes Schulkind weiß heute, wie wichtig Vitamin C für unsere Gesundheit ist. Auch für die Gesundheit unserer Haut spielt es eine bedeutende Rolle, denn es wirkt dort doppelt.

Es schützt das Kollagengerüst der Haut vor freien Radikalen und unterstützt gleichzeitig den Körper bei der Produktion von neuem Kollagen. Dadurch wird unsere Haut fester, die Faltenbildung wird verlangsamt und wir sehen jünger aus.

Eine Studie mit gesunden Patient*innen konnte sogar zeigen, dass Vitamin C und E durch UV-Strahlung verursachte Schäden an der Haut teilweise sogar wieder rückgängig machen kann. Die Ascorbinsäure gilt also als effektiver Radikalfänger, der oxidativen

119

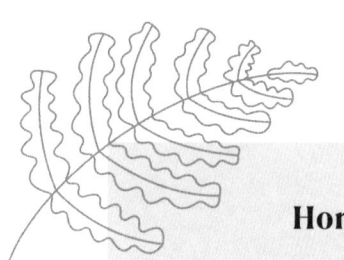

Honigsüße Topfen-Zitronen-Gesichtsmaske

Wenn deine Haut fettig glänzt, deine Poren vergrößert sind und du immer wieder mit Pickeln und Hautunreinheiten kämpfst, kann dir diese honigsüße Topfen-Zitronen-Maske gute Dienste erweisen. Sie riecht dermaßen köstlich, dass du vermutlich in Versuchung geraten wirst, sie aufzuessen, statt sie dir im Gesicht aufzutragen. Die darin enthaltene Vanille hat zwar auf die Haut selbst keine Wirkung, ihr Duft bringt jedoch einen speziellen Wohlfühl- und Entspannungsfaktor, der ja auch wesentlich zu unserem Strahlen beiträgt. Besonders wirksam ist die Maske, wenn du sie mehrmals pro Woche anwendest

2 EL Bio-Zitronensaft
2 EL Topfen
2 TL Honig
1 Prise Vanillepulver

Die Zutaten zu einer sämigen Paste verrühren. Diese Paste auf das gereinigte Gesicht auftragen – die Augenpartie auslassen. 20 Min. einwirken lassen und dabei am besten mit deiner Lieblingsmusik entspannen. Die Maske mit lauwarmem Wasser abwaschen. Für einen Extra-Frische-Kick kannst du deinem Gesicht zum Abschluss noch einen Kaltwasserguss verpassen.

Stress nachweislich mindert. Auch eine entzündungshemmende Wirkung des Vitamins ist nachweisbar. Lokal aufgetragen konnte Vitamin C in wissenschaftlichen Untersuchungen Hautrötungen, die sich aufgrund von UV-Strahlung gebildet hatten, vermindern.

Zutaten für dein Strahlen

Gute Vitamin-C-Quellen sind schwarze Johannisbeeren, Sanddorn, rote Paprika, Petersilie, Grünkohl, Brokkoli, Rosenkohl, Sauerkraut, Fenchel, Zitrusfrüchte, Spinat, Hagebutten, Kresse und Berberitze.

Vitamin E

Vitamin E wird ausschließlich von Pflanzen produziert. Die Alpha-Tocopherole sowie die Tocotrienole sind die besonders wirksamen Stoffe des Vitamins. Wie Vitamin C gilt auch Vitamin E als Radikalfänger und kann ungesättigte Fettsäuren der Zellmembranen vor Oxidation schützen. Einige Studien belegen neben der entzündungshemmenden Funktion des Vitamins auch seine Wirksamkeit gegen Hautkrebs. Wird es in Kombination mit Vitamin C aufgenommen, kann es sogar das Sonnenbrandrisiko der Haut senken.

Ein gesunder Vitamin-E-Pegel verhilft uns zu einer straffen Haut und verleiht der Haut ein jugendliches Aussehen. Ähnlich wie Vitamin C fördert auch Vitamin E die Kollagenbildung unserer Haut. Zudem unterstützt Vitamin E das Haarwachstum und kräftigt unser Haar. Umso wichtiger ist es also, dass wir unseren Körper gut mit Vitamin E versorgen.

Zutaten für dein Strahlen

Gute Vitamin-E-Quellen sind pflanzliche Öle wie Weizenkeim-, Sonnenblumen- und Distelöl sowie Nüsse und Kerne wie zum Beispiel Sonnenblumenkerne, Erdnüsse, Mandeln oder Haselnüsse.

Curcumin

Als besonders wirksames Antioxidans gilt das in der Kurkumawurzel enthaltene Curcumin. Nicht wegzudenken ist das leuchtend gelbe Wunderlebensmittel aus der asiatischen und speziell der indischen Küche – ist es doch der Bestandteil jeder Currymischung, der für das satte Gelb verantwortlich ist. Längst hat es Kurkuma aber auch in unsere Kochtöpfe geschafft und gilt als Fixstarter in der gesundheitsbewussten und kulinarisch abwechslungsreichen modernen Küche.

In den jahrtausendealten ganzheitlichen medizinischen Traditionen, der traditionellen chinesischen Medizin und dem indischen Ayurveda, spielt Kurkuma als Heilmittel seit jeher eine wichtige Rolle. In Studien konnten viele der heilsamen Eigenschaften nachgewiesen werden. Kurkuma hemmt Entzündungsprozesse, wirkt antioxidativ, kann Darmentzündungen verhindern und soll sogar ein Krebshemmer sein.

Für unser Strahlen kann Curcumin ebenfalls einen wertvollen Beitrag leisten. Es wirkt gegen Pickel, Hautunreinheiten und Akne und lässt unsere Haut frisch aussehen. Curcumin sorgt dafür, dass die Haut besser durchblutet wird und schädliche Stoffwechselprodukte

rascher aus dem Körper transportiert werden. Ayurvedische Behandlungen setzen es auch gegen Hautpilze und Ekzeme ein.

Resveratrol

Resveratrol gehört zu den sekundären Pflanzenstoffen aus der Gruppe der Polyphenole. Größere Mengen des hoch wirksamen Antioxidans sind in der Schale von roten Weintrauben und in Erdnüssen enthalten, aber auch Himbeeren, Heidelbeeren, Äpfel, Soja und Schokolade enthalten Resveratrol. Der berühmte Inhaltsstoff des Rotweins soll für das sogenannte Französische Paradox verantwortlich sein. Dieses beschreibt die rätselhafte Herzgesundheit der Franzosen, die für einen hohen Alkohol- und Fettkonsum bekannt sind. Resveratrol ist fixer Bestanteil vieler Kosmetikprodukte, da es die Haut vor freien Radikalen schützt und dem Kollagen der Haut Struktur gibt. Damit unterstützt es ein gesundes und ebenmäßiges Hautbild.

Traubenkernöl

Eine besondere Zutat sowohl für die Herstellung von Naturkosmetik als auch für die Beauty-Küche ist kalt gepresstes Traubenkernöl. Es wird aus den Kernen von Weintrauben gewonnen, der Pressrückstand wird zu Traubenkernmehl verarbeitet. Das wertvolle Öl enthält die Antioxidantien Vitamin E, Resveratrol, Procyanidine und Lecithin. Der leicht nussige Geschmack eignet sich zum Würzen von Salaten, Suppen und Saucen. Aufgrund seiner besonders hautpflegenden Eigenschaften wird es auch in der Kosmetikindustrie häufig als Basis verwendet.

Coenzym Q10
Ubiquinol

Coenzym Q10 ist ein vitaminähnlicher Wirkstoff, der für unsere Hautgesundheit eine wichtige Rolle spielt. Q10 hat eine stark antioxidati-

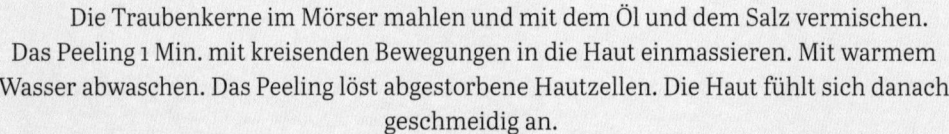

Weintraubenkern-Peeling

1 Handvoll Bio-Traubenkerne
1 EL Traubenkernöl
1 EL grobes Salz

Die Traubenkerne im Mörser mahlen und mit dem Öl und dem Salz vermischen. Das Peeling 1 Min. mit kreisenden Bewegungen in die Haut einmassieren. Mit warmem Wasser abwaschen. Das Peeling löst abgestorbene Hautzellen. Die Haut fühlt sich danach geschmeidig an.

ve Wirkung und wird auch als Jungbrunnen für unsere Haut bezeichnet. Die körpereigene Produktion des natürlichen Anti-Aging-Stoffs nimmt ab dem 30. Lebensjahr ab, was den Alterungsprozess der Haut beschleunigt. Damit der Körper das fettlösliche Q10 selbst herstellen kann, muss er ausreichend mit B-Vitaminen und Vitamin E versorgt sein. In Studien zeigen, dass Hautveränderungen, die durch UV-Strahlung entstanden, mithilfe von Q10 reduziert werden können.

Zutaten für dein Strahlen
Gute Q10-Quellen sind Fleisch, Fisch, Geflügel, Leber, Ei und Butter. Außerdem ist Q10 in Pflanzenölen wie Soja-, Raps- und Sesamöl sowie in Hülsenfrüchten, Soja und Nüssen enthalten.

Lycopin
Lycopin ist ein Carotinoid und gilt ebenfalls als besonders wirksames Antioxidans, das oxidativem Stress durch UV-Strahlung vorbeugen kann. In besonders hoher Konzentration ist es in Tomaten, vor allem in erhitzten Tomatenprodukten wie Tomatenmark, sowie in Hagebutten und Grapefruits enthalten. Als Lebensmittelfarbstoff ist Lycopin unter der Bezeichnung E 160d in der EU zugelassen.

Chlorophyll
Chlorophyll ist jener besondere Farbstoff, der Pflanzen grün färbt und dabei dem Stoff, der unser menschliches Blut rot färbt, in seiner molekularen Struktur sehr ähnlich ist. Chlorophyll ist für Pflanzen lebensnotwendig, denn das Blattgrün ist die Grundlage für die Photosynthese. Bei diesem chemischen Prozess nimmt die Pflanze die Lichtenergie der Sonne auf und stellt mithilfe der Energie aus Kohlendioxid und Wasser Zucker und Stärke her.

Chlorophyll gilt als wirksames Antioxidans, das unseren Körper vor schädlichen Einflüssen schützt. Der Stoff ist zudem antikanzerogen, beugt also Krebserkrankungen vor, zeigt eine antivirale Wirkung und unterstützt die Blutbildung. Auch für unsere Haut ist Chlorophyll ein wahres Wundermittel, dessen entgiftende und darmfreundliche Eigenschaften ebenso für ein schönes Hautbild sorgen wie seine antibakterielle und entzündungshemmende Wirkung. Chlorophyll hilft bei Akne und Hautentzündungen aller Art und unterstützt Wundheilungs- und Reparaturprozesse nach Verletzungen der Haut.

Zutaten für dein Strahlen

Chlorophyll finden wir in grünem Blattgemüse und in Kräutern, also zum Beispiel in Spinat, Grünkohl, Brokkoli, Mangold, Wildkräutern, Petersilie und Schnittlauch. Je dunkler das Grün ist, umso mehr Chlorophyll enthält das Gemüse. Einen besonders hohen Chlorophyllgehalt weisen Brennnessel und Kohlgewächse auf.

Da Chlorophyll nicht hitzebeständig ist, nehmen wir es am besten in Form von Rohkost auf. Zusätzlich zu einer chlorophyllreichen Alltagsküche können auch Nahrungsergänzungsmittel aus Gerstengraspulver, Chlorella oder Spirulina – beides Algenpräparate – die Chlorophyllaufnahme erhöhen.

Auch Grünkohl enthält viel Chlorophyll. Er gehört zu meinen absoluten Lieblingsgemüsen! Ich habe ihn in Los Angeles lieben gelernt. Dort war er eine Zeitlang ein hipper Nahrungstrend. Eine Freundin hat mir gezeigt, wie man ihn am besten zubereitet. Die Blätter werden von den Blattadern befreit. Anschließend massiert man Salz und Olivenöl in die Blätter. Die Blätter kann man als köstlichen Salat zubereiten, beispielsweise mit gerösteten Pinienkernen und Schafskäse.

Spermidin

In den letzten Jahren wurde Spermidin vor den Vorhang geholt und mehr und mehr beforscht. Der Stoff, der die körpereigene Entschlackung antreibt, ist, wie der Name bereits vermuten lässt, unter anderem in Sperma enthalten. Aber auch eine Reihe von Lebensmitteln erhalten Spermidin. Der Stoff gilt mittlerweile als *das* Anti-Aging-Mittel. Österreichische Forscher*innen

publizierten bereits 2018 im American Journal of Clinical Nutrition eine Studie, die sogar eine lebensverlängernde Wirkung von Spermidin zeigen konnte. Forscher der italienischen Universität Camerino untersuchten Hundertjährige und entdeckten, dass sie eine hohe Spermidin-Konzentration in ihrem Blut aufwiesen.

Warum ist das so? Spermidin regt in unseren Körper einen Prozess an, der Autophagie genannt wird. Das ist die Fähigkeit unserer Zellen, sich selbst zu reinigen. Bei der Autophagie, die übrigens auch beim Fasten angeregt wird, werden krankmachende Ablagerungen in den Zellen abgebaut. Bis zu unserem 30. Lebensjahr funktioniert Autophagie in unseren Zellen meist wie am Schnürchen. Danach lässt diese Fähigkeit des Körpers sukzessive nach. Und sobald dieser reinigende Prozess nachlässt, können Alterserscheinungen und degenerative Geschehen wie Atherosklerose, Demenz oder Krebs die Folge sein. Wer ausreichend Spermidin zu sich nimmt, kann dem also gut gegensteuern.

Besonders die mediterrane Küche, die ja seit Langem als eine der gesündesten gilt, enthält viel Spermidin.

Zutaten für dein Strahlen

Die besten Spermidin-Lieferanten sind Weizenkeime. Auch lang gereifter Käse wie Gouda, Parmesan oder Cheddar sind hervorragende Spermidin-Quellen, ebenso Pilze und Erbsen. Auch Knollensellerie, Blumenkohl, Brokkoli, Vollkornbrot, Kidneybohnen, Haselnüsse, Erdnüsse und Schwarztee enthalten nennenswerte Mengen Spermidin. In tierischen Produkten ist vergleichsweise wenig Spermidin enthalten, am meisten noch in Hühnerfleisch und Rehfleisch. Unter den Meerestieren haben besonders Muscheln einen hohen Spermidin-Gehalt.

Die entgiftende Kraft der Bitterstoffe

Um den Stoffwechsel und wichtige *Entgiftungsprozesse* anzukurbeln, sind *Bitterstoffe* hilfreich. Speisen mit Bitteraromen reduzieren zudem den Heißhunger auf Süßes und vermitteln uns Sättigung.

Bitterstoffe sind eine Wohltat für unsere Verdauung, die eine zentrale Rolle bei der Entgiftung spielt. Bitterstoffe fördern die Fettverbrennung und regen die Produktion der Verdauungssäfte von Magen und Galle an. Dies ist besonders im Alter wichtig, da in dieser Lebensphase die körpereigene Produktion dieser Säfte nachlässt. Bitterstoffe gelten zudem als Basenspender und stärken unser Immunsystem.

Der bittere Geschmack zählt evolutionär bedingt nicht zu unseren Lieblingsgeschmacksrichtungen. In der Natur weist ein bitterer Geschmack nämlich häufig darauf hin, dass etwas giftig und damit lebensbedrohlich ist. Bitterstoffe wurden daher aus zahlreichen Kulturgemüsen weitgehend herausgezüchtet. Das ist schade, denn die gute Wirkung der Bitterstoffe geht uns dadurch verloren. Um die heilsamen Kräfte zu nutzen, können wir bitteres Gemüse und bittere Kräutern vermehrt in den Speiseplan einbauen oder als Tee oder Smoothie zu uns nehmen. Die gute Nachricht ist, dass wir uns nach einiger Zeit wieder an den bitteren Geschmack gewöhnen.

Bittersalate

Kulinarisch aufregend und gesund sind Bittersalate. Dazu gehören Radicchio, Zuckerhut, Chicorée oder Endivie. Endivie ist ein typischer Herbst- und Wintersalat. Er hält leichtem Frost stand und kann bis November im Beet bleiben. Zudem lässt er sich recht gut lagern. Chicorée ist eine belgische Zuchtform der gemeinen Wegwarte (Zichorie), bei der die Wurzeln im Winter abgedeckt austreiben. Italienische Züchtungen wie Radicchio oder Zuckerhut bereichern schon lange die bitterfreundliche Küche.

In den Blättern der Bittersalate stecken die Bitterstoffe Lactucin und Lactucopikrin, die das Wachstum von Nervenfortsätzen fördern und dadurch auch gegen neurodegenerative Krankheiten wie Demenz wirksam sein sollen. Bei den Zichoriengewächsen spielt auch der Ballaststoff Inulin eine bedeutende Rolle, der verdauungsfördernd wirkt und zu den Lieblingsspeisen unserer Darmbakterien zählt. Bittersalate erhalten außerdem viel Vitamin C, B-Vitamine sowie Kalium und Kalzium.

Bittersalat-Smoothie

1–2 Endivien-Blätter
1 kleiner Chicorée
1 saftige Birne
1 Orange
3 Datteln, entkernt
300 ml Wasser

Den Salat putzen. Die Birne vom Kerngehäuse befreien und vierteln. Die Orange schälen und grob zerkleinern. Alle Zutaten in einem leistungsstarken Mixer zu einem Smoothie zerkleinern. Schluckweise genießen.

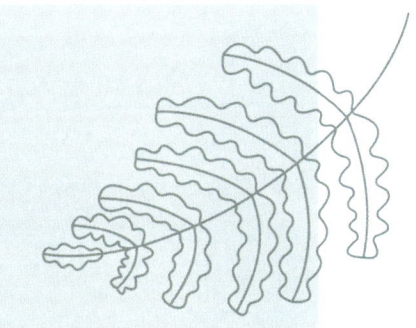

Löwenzahn
Taraxacum officinale

Löwenzahn zählt wohl zu den bekanntesten Bitterkräutern. Seine satten gelben Blüten, die sich später in symbolträchtige Pusteblumen verwandeln, wirken seit jeher in allen Stadien ihres Seins auf uns. Löwenzahn wächst auf nährstoffreichen Wiesen und Äckern, am liebsten in der Sonne. Seine ebenso heilkräftigen Wurzeln können bis zu zwei Meter tief in die Erde reichen. Als „Unkraut" macht er manchen peniblen Gärtner*innen zu schaffen.

Löwenzahn enthält Vitamin C, Provitamin A und Vitamin K. Zudem schenkt er uns die Mineralstoffe Kalium, Magnesium und Phosphor. Die Wurzel enthält auch den Ballaststoff Inulin, der es unseren hilfreichen Darmbakterien besonders angetan hat. Sämtliche Teile der Pflanze können als Heilkraut und Gemüse verwendet werden. Die Blätter eignen sich als Zutat in Salaten, Smoothies, für Pesto oder Gewürzsaucen. Die Wurzel kann gedünstet oder gerbraten als Gemüse gegessen werden. Getrocknet, geröstet und gemahlen wurde sie früher gerne als Kaffeeersatz verwendet.

Äußerlich angewendet freut sich besonders trockene oder rissige Haut über die Heilkraft des Löwenzahns.

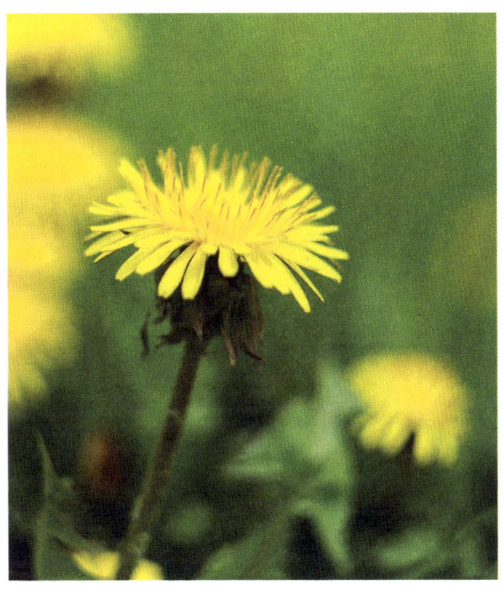

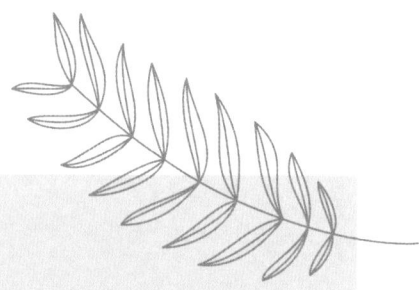

Löwenzahnöl

Sammle ein paar Löwenzahnblüten von einer ungedüngten Wiese und trockne sie –
entweder an einem schattigen Platz im Freien oder im Dörrautomaten. Gib die Blüten in
ein Schraub- oder Bügelglas und fülle so viel Mandelöl auf, dass die Blüten bedeckt sind.
Nun gibt es zwei Methoden, wie du vorgehen kannst.

1. Diese Methode dauert rund 4–6 Wochen: Vermenge Blüten und Öl vorsichtig mit einem
Holzstäbchen, sodass keine Luftbläschen mehr enthalten sind. Das Glas danach
verschließen und an einem warmen Ort, aber nicht direkt in der Sonne, 4–6 Wochen
stehen lassen, dabei das Glas regelmäßig schütteln. Das Öl durch ein sauberes Geschirrtuch oder eine ausgekochte Windel abseihen und in ein Braunglas füllen.

2. Wenn du nicht so viel Zeit hast, kannst du einen Heißauszug machen. Dies reduziert
auch die Gefahr, dass das Öl zu schimmeln anfängt. Stelle das Glas mit Blüten und Öl
in einen Topf, der ca. 3 cm hoch mit Wasser gefüllt ist. Auf dem Herd auf ca. 80–90 °C
erhitzen und 1 Std. ziehen lassen. Auskühlen lassen, das Glas verschließen und die Blüten
weitere 2–3 Tage im Glas ziehen lassen. Den Auszug durch ein sauberes Tuch abseihen
und das Öl in eine Braunflasche abfüllen.

Das Öl eignet sich hervorragend als Massageöl gegen Verspannungen und Krämpfe.
Du kannst es aber auch weiterverarbeiten, zum Beispiel zu Löwenzahn-Bars.

Löwenzahn-Bars zur Handpflege

30 ml Löwenzahnöl
30 g Bienenwachs
30 g Sheabutter

Löwenzahnöl, Bienenwachs und Sheabutter in ein Glas geben und im Wasserbad vorsichtig
erhitzen. Dabei mit einem Holzspatel gründlich umrühren. Die Masse in Eiswürfelbehälter
füllen und einen Tag im Kühlschrank aushärten lassen.
Für die Anwendung erwärmst du einen Bar in deinen Händen. Die Körperwärme lässt die
Masse sanft schmelzen. Trockene und rissige Hände bekommen Feuchtigkeit und Pflege.

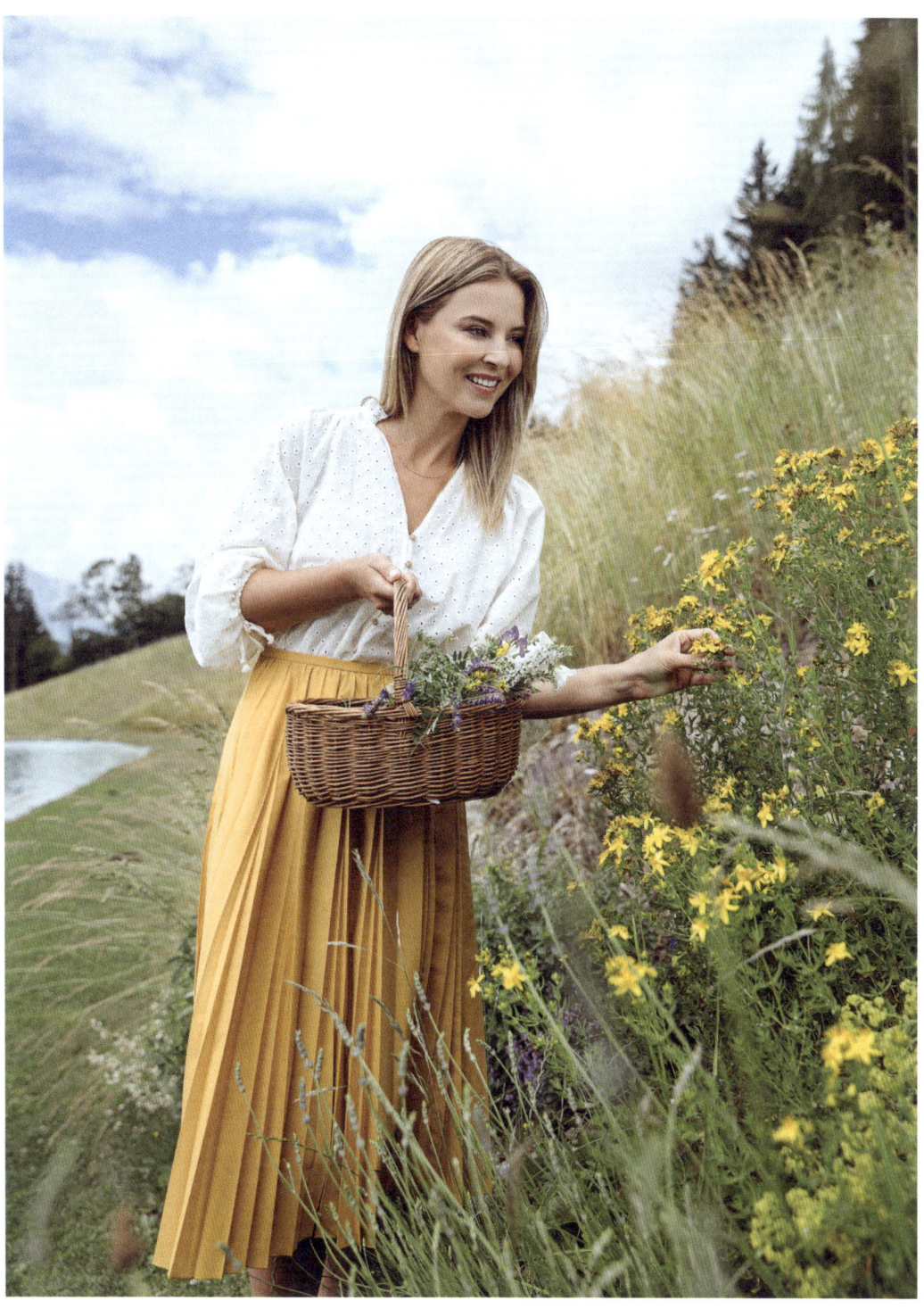

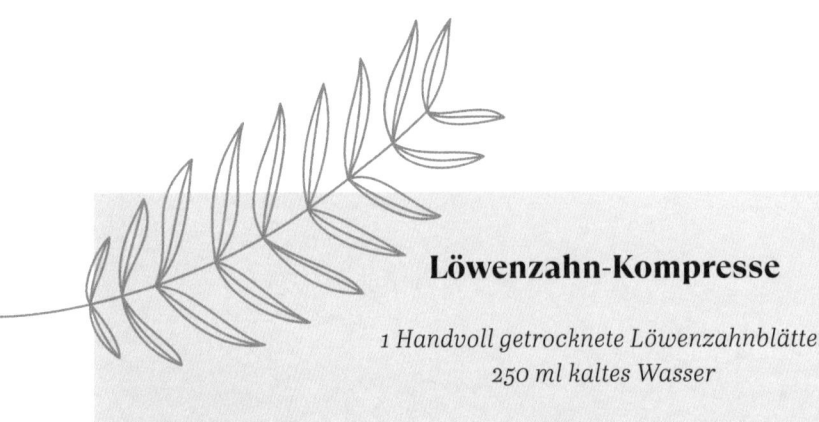

Löwenzahn-Kompresse

1 Handvoll getrocknete Löwenzahnblätter
250 ml kaltes Wasser

Die Löwenzahnblätter mit Wasser übergießen und 10–12 Std. ziehen lassen. Abseihen und den Sud langsam erwärmen. 5 Min. ruhen lassen. Ein sauberes Baumwolltuch in der Flüssigkeit tränken, etwas auswringen und die lauwarme Kompresse 15 Min. zur Erfrischung und Entspannung der Haut auf das Gesicht auflegen.

Artischocke
Cynara scolymus

Der in der Artischocke enthaltene Bitterstoff Cynarin regt die Funktion von Leber und Galle an und unterstützt damit den Stoffwechsel. Die aphrodisischen Früchte senken Leberfettwerte und Cholesterinspiegel und helfen tatkräftig beim Entgiften. Außerdem regen sie die Aktivität der Darmmuskulatur an und wirken daher verdauungsfördernd. Die Blätter der Pflanze werden zur Behandlung von Reizmagen verwendet. Sie lindern Schmerzen im Oberbauch, Sodbrennen, Völlegefühl, Blähungen und Übelkeit.

Die Blüten und fleischigen Hüllblätter der Artischocke sind eine Delikatesse. Noch viel heilkräftiger sind allerdings Präparate, die aus den Blättern hergestellt werden. Getrocknet und zerkleinert lassen sie sich als Tee, Kapseln oder Trockenextrakt therapeutisch verwenden. Der sehr bitter schmeckende Frischpflanzensaft, der aus den noch geschlossenen Blüten gewonnen wird, hilft bei Reizmagen und als Leber- und Entgiftungsmittel.

Echte Brunnenkresse
Nasturtium officinale

Brunnenkresse ist eine Sumpf- bzw. Wasserpflanze und hat einen frischen, leicht scharfen Geschmack, der von den enthaltenen Senfölglycosiden stammt. Geschmacklich ähnelt sie der Gartenkresse und der Kapuzinerkresse. Brunnenkresse kann nur in sauberem, kühlem Wasser überleben und gibt damit auch

Artischockentee

1 TL geschnittene Artischockenblätter mit heißem Wasser aufgießen und 10 Min. ziehen lassen. Abseihen und vor den Mahlzeiten trinken.

Auskunft über die Wasserqualität. Sie enthält Bitterstoffe, Gerbstoffe, die Vitamine A, B1, B2, C und E sowie die Mineralstoffe Eisen, Iod, Phosphor und Kalzium.

In der Volksmedizin galt die Brunnenkresse als aphrodisierend und appetitanregend, stoffwechselfördernd sowie harn- und wehentreibend. Naturheilkundlich wird sie immer noch gerne zur Entschlackung von Leber, Lunge und Magen sowie zur Blutreinigung empfohlen.

Unserem Strahlen kann sie in mehrfacher Hinsicht gute Dienste erweisen. Brunnenkresse-Extrakt wirkt gegen fettige und unreine Haut, da er eine antibakterielle und regenerierende Wirkung hat. Trockener Haut gibt er Feuchtigkeit. Auch durchblutungsfördernde und straffende Eigenschaften werden der Brunnenkresse zugeschrieben. Sie wird

als Haartonikum und zur Klärung des Teints angewendet.

Das aromatische Kraut kann auch gegen Altersflecken, Leberflecken und Sommersprossen helfen. Dazu das frische Kraut zerquetschen und das Pflanzenmus auf die betroffene Stelle auftragen. Mit einem Tuch fixieren und bis zu fünf Stunden einwirken lassen. Zweimal täglich anwenden. Alternativ kannst du die entsprechenden Hautstellen auch mit einer Brunnenkresse-Tinktur betupfen.

Salbei
Salvia officinalis

Mehrere Hundert Arten gehören zur Pflanzengattung des Salbeis. Sie sind nahezu überall in der Welt anzutreffen. In unseren Breiten

Brunnenkresse-Tinktur

Frische Brunnenkresse fein schneiden, in ein Schraubglas füllen und mit mindestens 40%igem Ansatzalkohol aufgießen und das Glas verschließen. 3 Wochen ziehen lassen. Durch ein sauberes Tuch abseihen und in ein Braunglas füllen.
Die Tinktur kannst du zur allgemeinen Entschlackung auch innerlich anwenden. Dabei solltest du pro Tag nicht mehr als 1 TL davon einnehmen. Wenn dir der Alkoholgeschmack zu intensiv ist, kannst du sie mit Wasser verdünnen. Äußerlich angewendet hilft die Tinktur gegen Altersflecken und Sommersprossen.

Brunnenkresse-Essig

Ein Schraubglas zur Hälfte mit Brunnenkresse füllen. Mit Apfelessig, Weißweinessig oder Balsamico aufgießen. Du kannst die Essigsorten auch mischen. Je nach Geschmack 48 Std. ziehen lassen. Anschließend abseihen.
Der Essig schmeckt im Salatdressing. Du kannst anstatt Brunnenkresse auch Kapuzinerkresse verwenden.

ist der sogenannte Garten- der Küchensalbei *(Salvia officinalis)* der bekannteste. Der Name Salbei stammt von dem lateinischen Verb „salvare", das retten oder heilen bedeutet.

Im alten Ägypten wurde Salbei verwendet, um die Fruchtbarkeit zu steigern. In der Antike wurde er gegen Zahnschmerzen, bei Verdauungsbeschwerden und gegen Gedächtnisverlust eingesetzt. Auch heute sorgt sein großes Anwendungsspektrum für einen breiten Einsatz in der Heilkunde, Kulinarik und in der Kosmetik. Die Liste seiner therapeutischen Eigenschaften ist lang. Salbei wirkt antibakteriell, antiviral, blutstillend, desinfizierend, entkrampfend, entzündungshemmend, pilztötend, immunstärkend, verdauungsfördernd, wundheilend und zusammenziehend.

Auch für unsere äußere Erscheinung kann Salbei einiges bewirken. Er hilft gegen Akne und Ekzeme, bei Mundhaut- und Zahnfleischentzündungen und er reguliert die Schweißproduktion.

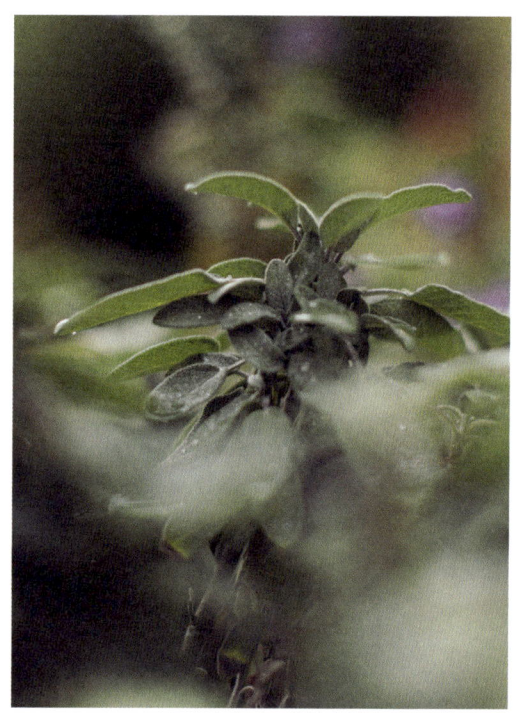

Salbei-Zitronen-Deo

100 ml Wasser
1 TL Natron
1 EL getrockneter Salbei oder 2 EL frische Salbeiblätter
1 EL Ansatzalkohol (40%)
5 Tropfen ätherisches Salbeiöl
5 Tropfen ätherisches Zitronenöl

Das Wasser in einem Topf auf 50 °C erwärmen. Natron zugeben. Salbei zufügen und 10–20 Min. darin ziehen lassen. Durch ein sauberes Tuch oder einen Kaffeefilter abseihen. Ansatzalkohol sowie Salbeiöl und Zitronenöl unterrühren. In ein dunkles Sprühfläschen füllen. Vor Gebrauch schütteln.

Bitterer Geschmack in der *traditionellen chinesischen* Medizin

Die traditionelle chinesische Medizin macht sich bei der ganzheitlichen Behandlung sowohl in der Kräutertherapie als auch in der Diätetik (Ernährungslehre) die Wirkweise verschiedener Geschmäcker zunutze. Über den bitteren Geschmack weiß sie Folgendes zu berichten:

Der bittere Geschmack trocknet und leitet nach unten. Bitter (in Maßen!) stärkt Herz und Kreislauf und unterstützt die Verdauung. Vor einem Zuviel wird allerdings gewarnt, denn dies kann unseren Organismus auch schwächen. So hilft uns beispielsweise ein kleiner (bitterer) Espresso beim Verdauen (er leitet nach unten) und kann uns anregen. Wenn wir allerdings zu viel davon trinken, werden wir fahrig oder bekommen aufgrund der austrocknenden Wirkung Verstopfung.

Viele bittere Lebensmittel wirkend kühlend wie zum Beispiel bittere Blattsalate, bittere Heil- oder Wildkräuter sowie leicht bitteres Sommergemüse wie Zucchini und Auberginen. Eine wärmende Qualität wird frischem Basilikum, Kaffee und Kakao, den mediterranen Kräutern Oregano, Rosmarin und Thymian, den Schalen von Zitrusfrüchten sowie Rotwein zugeordnet.

Empfohlen werden Bitterstoffe aufgrund der trocknenden Qualität als Therapie gegen Feuchtigkeit aller Art. Für unsere Haut bedeutet es, dass überall dort, wo Feuchtigkeit oder Hitze eine Rolle spielen, bitter-kühlende Lebensmittel helfen können. Das kann bei manchen Formen der Neurodermitis der Fall sein sowie bei nässenden Ausschlägen, aber auch bei Pickeln oder Akne. Wer mit sehr trockener Haut kämpft, sollte übermäßigen Bitterkonsum allerdings meiden. Bitter-kalte Lebensmittel sollten jene Menschen nicht im Übermaß verzehren, die unter Kältesymptomen wie häufiges Frieren, kalte Füße, Müdigkeit oder weichem Stuhl leiden.

Bewegung – am besten in
der Natur und an der frischen Luft –
bringt die *Entgiftung* des Körpers
richtig in Schwung. Wenn du
dich ein wenig anstrengst,
erhöht sich deine Atemfrequenz
und die Lunge arbeitet kräftiger.

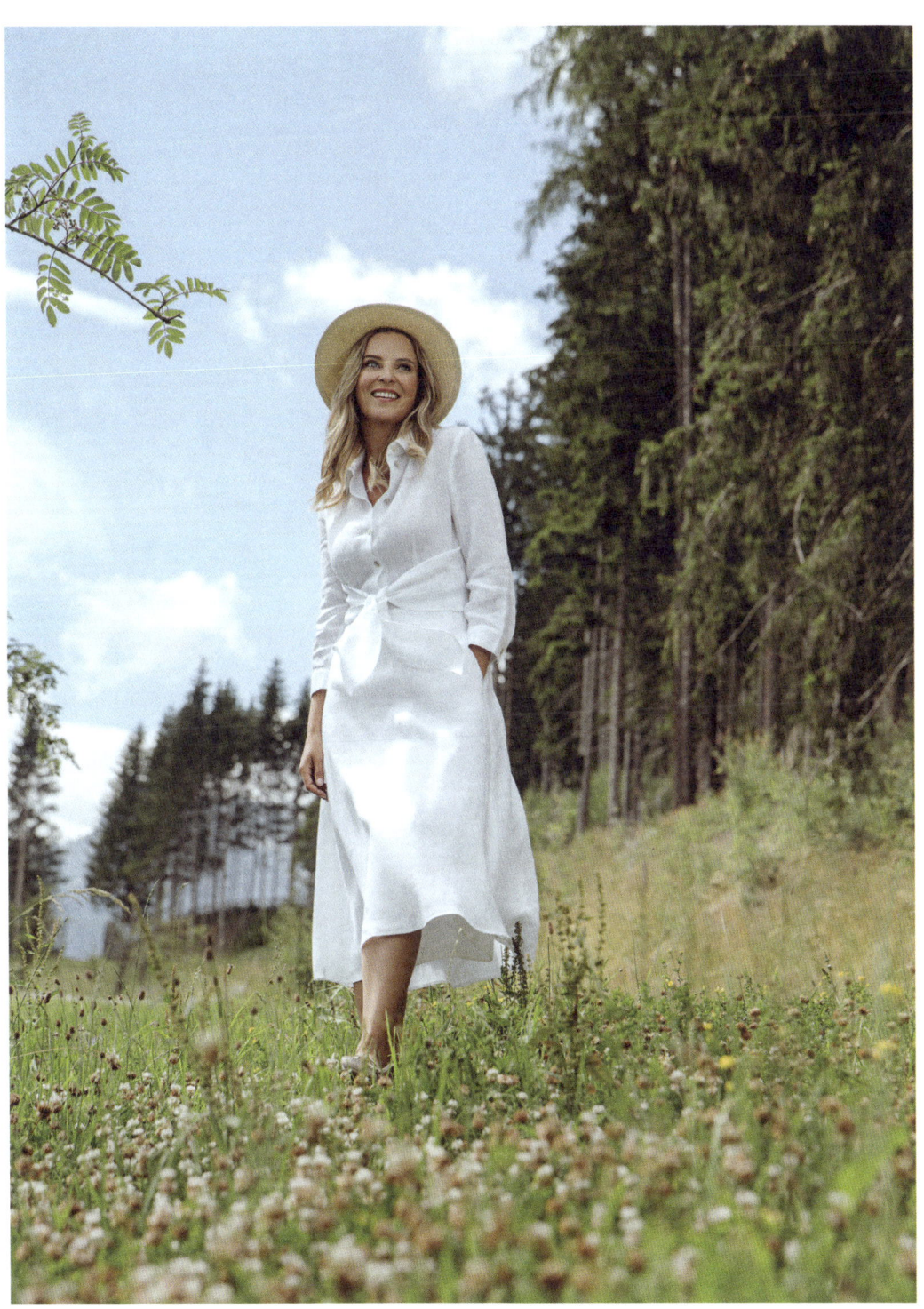

Heil- und Wildkräuter zum Entschlacken

Einige Wildkräuter eignen sich besonders gut zum Entgiften und Entschlacken. Gleichzeitig sind sie wunderbare Zutaten für eine *bodenständige Kräuterküche.* Zur Herstellung von *Naturkosmetik* sind viele davon ebenso geeignet.

Brennnessel
Urtica dioica

Die Brennnessel hat einen Ehrenplatz unter den Wildkräutern verdient, denn sie ist ein Tausendsassa und ihre heilsamen Qualitäten können sich wahrlich sehen lassen. Völlig zu Unrecht wird sie häufig als „Unkraut" angesehen, denn sie hat so viel zu bieten. Die jungen Triebspitzen, die Samen und Blütenknospen lassen sich zu herrlichen Gemüse- und Spinatgerichten, Suppen und Salaten verarbeiten. Die Samen kannst du trocknen und als Gewürz über Salate oder dein Müsli streuen. Aus den Blättern lässt sich heilkräftiger Tee zubereiten. Setzt man Pflanzenteile einige Tage in einem Eimer mit Wasser an, erhält man eine pflanzenkräftigende Jauche für das biologische Gärtnern, die Kunstdünger und Pestizide überflüssig macht.

Brennnesseln sind wahre Nährstoffbomben, die nicht nur Eiweiß, sondern auch Kalzium, Magnesium, Kalium, Eisen und Silizium sowie die Vitamine A, B, C und K enthalten. Die Samen sind reich an Linolsäure, einer essenziellen mehrfach ungesättigten Omega-6-Fettsäure, sowie Vitamin E. Die sekundären Pflanzenstoffe (Flavonoide) wirken entzündungshemmend, antioxidativ, durchblutungsfördernd und krampflösend.

Tipp

Um die Brennhärchen für den rohen Verzehr zu entschärfen, kannst du mit einem Nudelholz oder einer Flasche darüber rollen. Sobald du die Blätter blanchierst oder kochst, brennen sie auch nicht mehr.

Es gilt heute als wissenschaftlich gesichert, dass die Brennnessel Arthrose, Arthritis, Prostatabeschwerden und Blasenleiden sowie entzündliche Darmerkrankungen lindern kann. Schon Paracelsus hat die Brennnessel aufgrund ihrer Wirkung auf Leber und Galle bei Gelbsucht verordnet.

In der Volksmedizin spielt sie seit jeher eine wichtige Rolle bei der Entgiftung und Entschlackung und als Basiskraut für Frühjahrskuren. Ihr hoher Eisengehalt wirkt gegen Müdigkeit und Erschöpfungszustände. Je nachdem, wo sie wächst, kann die Brennnessel bis zu viermal so viel Eisen enthalten wie ein Rindssteak und dreimal so viel wie Spinat. Ihr Vitamin-C-Gehalt ist höher als der von Zitronen. Und all das finden wir im Garten, auf der Wiese, im Feld oder im Wald – und zwar gratis.

Für die Hautpflege von innen – als Tee oder in Kapselform eingenommen – sorgen ihre Inhaltstoffe für eine gute Durchblutung der oberen Hautschichten und verbessern die Sauerstoffversorgung der Zellen. Dies unterstützt zum einen die Zellteilung, zum anderen werden alte Hautzellen rascher ersetzt. Die Folge: Die Haut verjüngt sich. Die Antioxidantien, die in der Brennnessel enthalten sind, schützen die Haut und machen das Kraut zu einer wirksamen Anti-Aging-Pflanze. Die antibakteriellen und entzündungshemmenden Eigenschaften sind wirksam gegen Hautrötungen, Sonnenbrand und leichte Verbrennungen sowie Hautunreinheiten aller Art. Fettige Haare freuen sich über eine Brennnesselspülung, Brennnesselgesichtswasser lindert Allergien und verbessert das Hautbild.

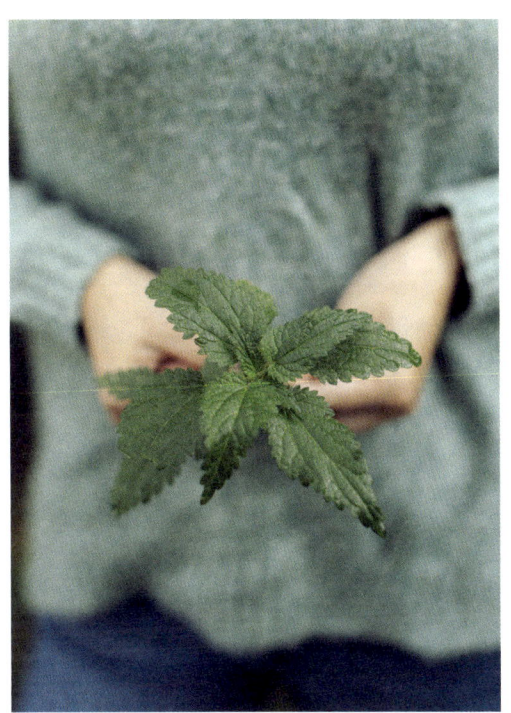

Gesichtswasser oder Haarspülung aus Brennnesseln

2 TL Brennnesselblätter
250 ml kochendes Wasser

Die Blätter mit dem Wasser übergießen. 15 Min. ziehen und anschließend auskühlen lassen.
Den Aufguss mit Wattepads als reinigendes Gesichtswasser auftragen oder als Haarspülung in die gewaschenen Haare einmassieren und nicht mehr ausspülen. Die Spülung hilft gegen fettiges Haar, sie sollte aber nicht für hellblondes Haar angewendet werden, da sie die Haare ein wenig dunkler machen kann.

Schafgarbe
Achillea millefolium

Ebenfalls ein Star unter den heimischen Heilkräutern ist die Schafgarbe. Nur wenige Pflanzen haben ein so breites Wirkungsspektrum wie sie. In der Naturheilkunde wird die Schafgarbe besonders wegen ihrer Heilkraft gegen allerhand Frauenleiden geschätzt.

Übrigens...

Der wissenschaftliche Name der Schafgarbe, *Achillea millefolium*, ist nach der mythologischen Figur des Achilles benannt. Der Mythologie zufolge verwendete Achilles Schafgarbe, um die Füße von Soldaten zu behandeln, die nach langen Märschen Blasen hatten.

Verwendet werden alle Teile der Pflanze, also Stängel, Blüten und Blätter. Sie enthalten Gerb-, Bitter- und Schleimstoffe, Vitamin C und K und die Mineralstoffe Kalium und Kupfer. Die Konzentration der Inhaltsstoffe ist am größten, wenn du die Pflanzen im Sommer zur Blütezeit am Mittag sammelst.

Schafgarbe wirkt wundheilend und entzündungshemmend. Äußerlich angewendet hilft sie bei Hautentzündungen, Schleimhauterkrankungen sowie bei der Wundbehandlung. Früher versorgte man kleinere blutende Wunden häufig zuerst mit Schafgarbe. Fettiger und unreiner Haut kannst du mit Kompressen aus Schafgarbentee zu Leibe rücken. Auch ein Inhalationsbad mit Schafgarbentee kann die Haut beruhigen. Bei Ekzemen, Wunden oder Haarausfall hilft ein Ölauszug aus Schafgarbenblüten. Cremes auf Schafgarbenbasis wirken durchblutungsfördernd und entzündungshemmend. Die in der Schafgarbe enthaltenen Flavonoide unterstützen die Selbstheilungskräfte der Haut. Aus Schafgarbenblüten kannst du auch einen köstlichen Sirup zubereiten.

Schafgarbeöl

1 Handvoll Schafgarbenblüten
hochwertiges Sonnenblumenöl oder Olivenöl

Die Schafgarbenblüten in ein Schraubglas geben und mit dem Öl übergießen, bis alle Blüten bedeckt sind. Die Mischung im Wasserbad auf maximal 60 °C erwärmen und 90 Min. ziehen lassen. Auskühlen lassen. Das Glas verschließen. Das Öl 3 Tage bei Zimmertemperatur ruhen lassen, dabei das Glas von Zeit zu Zeit schütteln. Das Öl durch ein sauberes Tuch abseihen und in eine sterile Braunflasche abfüllen.
Das Öl kannst du zu Salbe weiterverarbeiten oder direkt verwenden. Es wirkt gegen Cellulitis, Akne, gereizte Haut und Haarausfall.

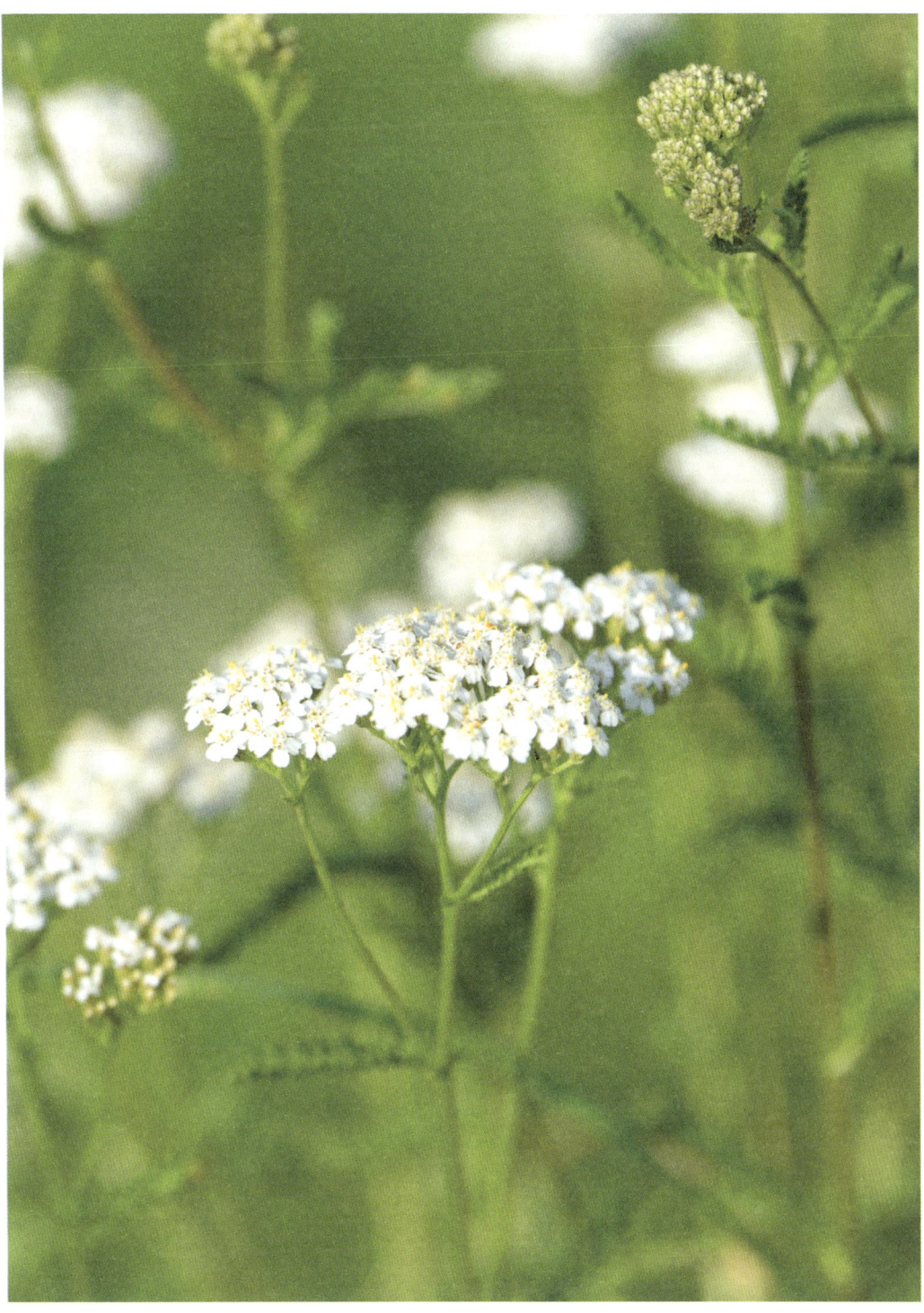

Achtung: Allergie!

Menschen, die eine Allergie gegen Korbblütler haben, vertragen Schafgarbe nicht. Prüfe daher vor der Anwendung, ob das bei dir der Fall ist. Reibe dazu einfach ein kleines Stück frisch gepflückte Schafgarbe auf einer trockenen und gesunden Stelle deiner Haut (z. B. in der Armbeuge) und beobachte, ob Rötungen auftreten. Verwende Schafgarbe und deren Produkte erst, wenn du keinerlei allergische Reaktion feststellst.

Gewöhnliche Vogelmiere
Stellaria media

Vogelmiere ist ein wahrlich schmackhaftes „Unkraut", das gleichzeitig als starkes Heilkraut punktet. Sie hat eine reinigende und stärkende Wirkung auf den Körper und hilft bei Juckreiz, Verbrennungen, Wunden und Geschwüren. Pfarrer Kneipp hat das Kraut gegen Husten, Lungenleiden und Hämorrhoiden angewendet. Neben positiver Wirkung auf Verdauung und Stoffwechsel, hilft Vogelmiere bei der Blutreinigung und wirkt sich heilsam auf Hautleiden wie Schuppenflechte und Ekzeme aus.

Übrigens...

Die Vogelmiere ist eine der ersten Pflanzen, die nach dem Winter Gärten und Beete besiedeln. Danach schenken ihre oberirdisch wachsenden Teile – Blüten, Blätter, Stängel und Samen – das ganze Jahr über gesunde Inhaltsstoffe, denn die Vogelmiere wächst, solange der Boden frostfrei ist. Wo Vogelmiere gedeiht, ist der Boden stickstoffhaltig. Wie viel Lebensenergie in der Pflanze steckt, zeigt ihr Vermehrungsverhalten. Pro Jahr bringt die Vogelmiere fünf Generationen Pflanzen mit bis zu 20 000 Samen hervor, die bis zu 60 Jahre keimfähig bleiben können.

Als Beigabe zu grünen Salaten macht sich die Vogelmiere wunderbar in jeder Salatschüssel. Da sie sehr mild und ein wenig nach Mais schmeckt, essen auch Kinder dieses Grün meist sehr gern. Du kannst sie aber auch mit Topfen oder Butter zu köstlichen Aufstrichen verarbeiten oder in einen grünen Smoothie mixen. Vogelmiere kannst du auch wie Spinat kochen oder Reis, Kartoffelgerichte oder Nudeln damit verfeinern.

Vogelmiere-Tee

1 EL Vogelmiere (frisch oder getrocknet)
250 ml kochendes Wasser

Die Vogelmiere mit dem kochenden Wasser übergießen. 10 Min. ziehen lassen. Abseihen. Den Tee kannst du bei entzündeten oder müden Augen lauwarm als Augenbad verwenden. Hautumschläge haben eine kühlende, entzündungshemmende und schmerzstillende Wirkung. In der Badewanne dient der Aufguss als heilsamer Badezusatz.

138

Bärlauch
Allium ursinum

Angeblich heißt der Bärlauch so, weil sich Bären im Frühjahr zuerst an dem aromatischen Wildkraut laben, um sich nach der langen Winterruhe einen ordentlichen Vitamin- und Nährstoffkick zu verabreichen. Ob dies stimmt, weiß ich nicht, aber wenn ich mir vergegenwärtige, was der Bärlauch alles zu bieten hat, würde es mich nicht wundern.

Bärlauch ist jedenfalls eins meiner absoluten Lieblingswildkräuter. Er enthält viel Vitamin C, Eisen und ätherische Öle und wirkt entgiftend. Er hilft gegen Frühjahrsmüdigkeit, Darmprobleme, Bluthochdruck, Arteriosklerose und Hautbeschwerden. Senfölglycosid wirkt appetitanregend und regt die Verdauungssäfte an.

Zur Heilanwendung kannst du als Kur vier bis sechs Wochen lang täglich eine Handvoll frischer Bärlauchblätter essen. Mit dem Partner solltest du das jedoch eventuell vorher aufgrund der Knoblauch-Ausdünstungen absprechen. Gesund, aber einsam ist ja auch nicht unser Ziel.

Vorsicht, Verwechslungsgefahr!
Wenn du Bärlauch in der Natur sammelst, vergewissere dich, dass du auch die richtige Pflanze pflückst. Bärlauch wird häufig mit den stark giftigen Maiglöckchen, Herbstzeitlosen oder dem Aronstab verwechselt. Sein eindeutiges Merkmal ist der Knoblauchgeruch. Wenn du die Blätter zwischen deinen Fingern zerreibst, muss der austretende Pflanzensaft eindeutig nach Knoblauch „stinken".

Giftstoffe mit Wasser ausschwemmen

Auch das Wasser ist beim Entgiften ein wichtiges Thema. Wenn sich Giftstoffe in unserem Körper lösen, müssen wir ihn unterstützen, die Abfälle hinauszutransportieren. Dazu benötigt der Körper Flüssigkeit. Wenn du viel Wasser trinkst, hilfst du deinem Körper, Giftstoffe auf natürliche Weise auszuscheiden. Je weniger Gift im Körper bleibt, desto weniger muss dein Körper über die Haut ausscheiden. Die Neigung zu Hautunreinheiten sinkt dadurch drastisch.

Wenn du doppelt effizient sein möchtest, kannst du Kräutertees trinken, die die Entgiftung zusätzlich ankurbeln. Aus entgiftenden Wildkräutern kannst du zudem Smoothies zubereiten, mit denen du deinem Körper beim Entgiften und Entschlacken unter die Arme greifen kannst.

Mehr Entgiftungs-Tipps

Zu guter Letzt möchte ich dir auch noch einige *Tipps zum Entgiften* geben, die du weder essen noch trinken noch auf die Haut auftragen kannst.

Bewegung

Bewegung – am besten in der Natur und an der frischen Luft – bringt die Entgiftung des Körpers richtig in Schwung. Wenn du dich ein wenig anstrengst, erhöht sich deine Atemfrequenz und die Lunge arbeitet kräftiger. Die Entgiftungsorgane Leber, Niere und Darm werden durch die Bewegung stärker durchblutet und machen ihren Job dadurch besser.

Vor allem das Lymphsystem profitiert von der Bewegung. Der Wechsel von Anspannung und Entspannung in den Muskeln regt den Lymphfluss an. Das Lymphsystem transportiert Nährstoffe und ist zugleich eine Art Abwassersystem. Was die Zellen nicht mehr brauchen und ausscheiden wollen, nehmen die Lymphgefäße auf und bringen es – bildlich gesprochen – zur Mülltonne. Die Lymphe ist eine milchige, wässrige Flüssigkeit, die in einem Einbahnsystem in kleinen und großen Kanälen durch deinen Körper strömt. In den Lymphknoten wird die Lymphe gefiltert und gereinigt. Die Lymphe entsorgt Rückstände von Umweltgiften ebenso wie Krankheitserreger und Bakterien. Daher spielt sie auch eine wichtige Rolle für unser Immunsystem. Besonders gut für unser Lymphsystem ist Schwimmen, denn der Wasserdruck, der auf den Körper wirkt, regt die Lymphe zusätzlich an.

Lymphdrainage

Du kannst die Lymphe aber auch mit einer manuellen Behandlung unterstützen: mit der sogenannten Lymphdrainage. Dabei werden mithilfe von speziellen Massagegriffen Schlüsselpunkte an Hals, Bauch, Armen und Beinen mobilisiert. Dies aktiviert gezielt die Transportfunktion der Lymphe und regt die Entgiftungsfunktion deines Körpers an. Ein*e Heilmasseur*in deines Vertrauens kann mit regelmäßigen Massagen und Lymphdrainagen die Entgiftung und Entspannung deines Körpers fördern.

Leberwickel

Ein altbewährtes Hausmittel zum Entgiften ist der sogenannte Leberwickel. Die Leber ist unser Hauptentgiftungsorgan. Bei ihr landen alle Giftstoffe, denen unser Körper in unserem Alltag ausgesetzt ist: Abgasen oder Chemikalien in Putzmitteln, Kosmetik, Kleidung. Zusätzlich belasten Medikamente, Alkohol und

Zucker die Leber. Ein warmer Leberwickel unterstützt die Durchblutung der Leber und kräftigt unser Entgiftungsorgan.

Falte ein kleines Handtuch zusammen und tauche es in heißes, aber nicht kochendes Wasser. Gut auswringen und im Bauchbereich unterhalb des rechten Rippenbogens auf der Höhe der Leber auflegen. Zusätzlich kannst du eine Wärmeflasche darauflegen und das Ganze mit einem trockenen Tuch abdecken. Lass den Wickel 45–60 Minuten wirken. An-schließend solltest du unbedingt ruhen und dich mindestens 30 Minuten hinlegen. Die entspannende und durchblutungsfördernde Kraft eines Leberwickels kannst du auch effizient bei Schlafstörungen, Nervosität und Stress nutzen.

Haut, Lunge und Darm in der traditionellen chinesischen Medizin

Wer seine Hautgesundheit aus Sicht der traditionellen chinesischen Medizin (TCM) betrachtet, wird noch besser verstehen, warum eine gesunde Ernährung, ausreichend Bewegung, eine gute Atmung und unsere psychische Verfassung für unser Strahlen von Bedeutung sind. In der TCM gehören Haut und Haare zum Funktionskreis Lunge-Dickdarm. Wenn die Energie der Lunge in einem guten Zustand ist, so heißt es, dann zeigt sich das in einer gut durchbluteten Haut und glänzendem Haar. Lunge und Dickdarm gehören beide der Wandlungsphase des Metalls an und stehen in der TCM in engem Zusammenhang. So erhält der Dickdarm laut TCM sein „Qi", also seine Lebensenergie, direkt von der Lunge. Probleme in der Lunge machen sich rasch durch Probleme im Darm bemerkbar. Der Dickdarm gilt als der „große Ausscheider" und die letzte Reinigungsinstanz im Körper, die „das Klare vom Trüben trennt".

Was der Dickdarm nicht ausscheiden kann, wird über die Haut als eine Art „Notausgang" ausgeschieden. Das kann sich dann in Ekzemen, Akne und Hautunreinheiten zeigen. Die Haut ist der Teppich der Seele, sagen die Chinesen und meinen damit auch, dass sich häufig ungelöste emotionale Probleme und Konflikte über die Haut ausdrücken. Die Haut als Grenze zur Außenwelt kann dabei auch (emotionale und psychische) Grenzverletzungen mit Hautirritationen anzeigen. Manchmal ist eine (äußere) Rebellion der Haut nur ein Sichtbarwerden einer inneren Rebellion. Diese Zusammenhänge sind mittlerweile auch der modernen westlichen Medizin nicht mehr ganz fremd. Vor allem die Psychosomatik beschäftigt sich damit.

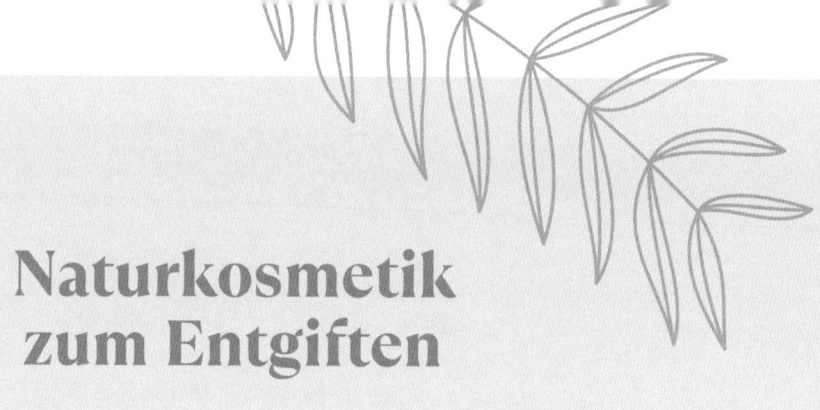

Naturkosmetik
zum Entgiften

Erfrischender Bodyscrub

½ Handvoll frische Minze
½ Handvoll frische Zitronenmelisse
70 g feines Meersalz
40 ml Olivenöl
5 Tropfen ätherisches Pfefferminzöl

Minze und Zitronenmelisse über Nacht etwas welken lassen. Anschließend fein hacken und mit Salz, Olivenöl und Pfefferminzöl in einer Schale vermengen. Den Bodyscrub in ein Schraubglas füllen.

Für die Anwendung den Bodyscrub mit kreisenden Bewegungen sanft in die gereinigte Haut einmassieren. Abduschen und die Haut abtrocknen. Die kühlende Wirkung der Pfefferminze ist besonders im Sommer angenehm auf der Haut.

Basenbad

Für ein Basenbad benötigst du nur eine einzige Zutat, nämlich Natron. Natron, das im Handel unter dem Namen Kaiser-Natron, Speisesoda oder Backsoda erhältlich ist und im Haushalt als Allzweckreiniger oder in der Küche als Backtriebmittel dient, lässt sich in der Naturkosmetik für Peelings, Bäder oder als Basenpulver verwenden. Mit Wasser vermischt, entsteht eine leicht basische Lösung mit einem pH-Wert von 8,5, wenn die Lösung gesättigt ist.

Für ein Basenbad gibst du 100 g Natronpulver in das Badewasser. Du kannst zusätzlich einige Tropfen eines ätherischen Öls deiner Wahl zufügen, zum Beispiel Lavendel oder Melisse zum Entspannen oder Rosmarin, um die Durchblutung anzuregen.

Da ein Basenbad für den Körper durchaus auch anstrengend ist, solltest du die Badedauer auf rund 45 Min. beschränken und das Bad maximal einmal pro Woche durchführen. Danach sind Ruhe und Entspannung angesagt.

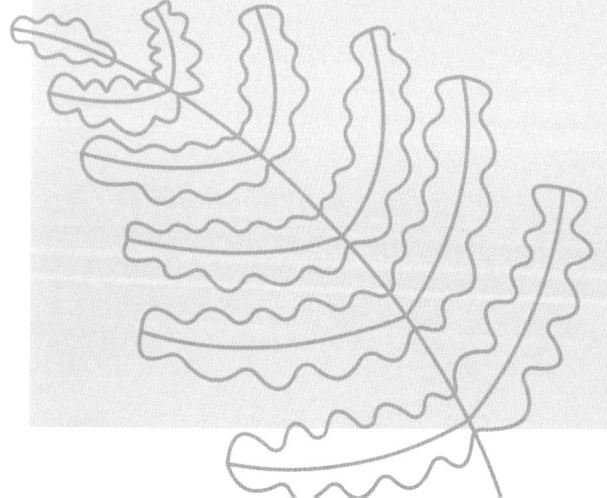

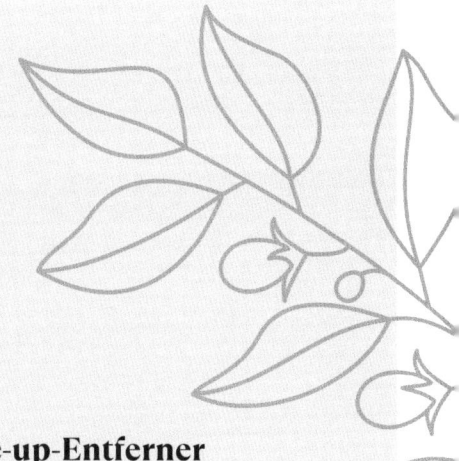

Detox-Maske

1 Tomate
1 EL Kartoffelstärke
2 TL Olivenöl

Die Tomate kreuzweise einschneiden und in kochendem Wasser 15–20 Sek. blanchieren, bis die Haut aufspringt. Aus dem Wasser nehmen und in eiskaltem Wasser abschrecken. Abkühlen lassen und die Haut vorsichtig abziehen. Die Tomate durch ein Sieb passieren und mit der Kartoffelstärke und dem Olivenöl zu einer cremigen Paste verrühren. Die Paste als Maske auf die gereinigte Haut auftragen und 5 Min. einwirken lassen. Mit lauwarmem Wasser abwaschen und die Haut mit einem Handtuch trocknen.

Hinweis

Tomaten enthalten viel Vitamin C und Lycopin. Das Olivenöl nährt die Haut und macht sie geschmeidig. Die wertvolle Oleinsäure des Öls spendet trockener Haut wunderbar Feuchtigkeit. Bei sehr empfindlicher Haut könnte die Säure in der Tomate zu intensiv sein. Vor der Anwendung solltest du die Maske daher zuerst an einer kleinen Hautstelle testen.

Make-up-Entferner

100 ml Aprikosenkernöl
50 ml Rosenwasser
50 ml Melissentee
2 g Xanthan
1 Tropfen ätherisches Rosenöl
1 Tropfen ätherisches Melissenöl

Öl, Rosenwasser, Tee und Xanthan in ein Schraubglas oder eine Flasche füllen. Das Behältnis verschließen und kräftig schütteln. Zum Schluss Rosen- und Melissenöl zufügen und erneut schütteln. Fertig ist der wohlriechende Make-up-Entferner.

Tipp

Wenn du wasserfestes Make-up verwendest, erhöhe den Öl-Anteil und reduziere den wässrigen Anteil jeweils um die Hälfte, zum Beispiel: 150 ml Aprikosenkernöl, 25 ml Rosenwasser und 25 ml Melissentee.
Das Bindemittel Xanthan ist in Apotheken, Drogerien, im Bio-Laden oder im Online-Versandhandel erhältlich ist.

Wildkräutersuppe mit Traubenkernöl und roh marinierten Steinpilzen

FÜR 4 PORTIONEN

Für die Wildkräutersuppe

1 kleine Zwiebel
1 mittelgroßer Erdapfel
1 EL Butter
2 cl Weißwein
1 l Gemüsefond
50 ml Joghurt (1% Fett)
Meersalz
frisch gemahlener
schwarzer Pfeffer
frisch geriebene Muskatnuss
50 g gemischte Wildkräuter

Für die marinierten Steinpilze

2 große Steinpilze
Saft von 1 Zitrone
Salz
2 EL Traubenkernöl

ZUBEREITUNG

1. Für die Wildkräutersuppe die Zwiebel schälen und klein schneiden. Den Erdapfel schälen. Die Butter in einem Topf aufschäumen lassen und die Zwiebelstücke darin glasig dünsten, ohne dass sie Farbe annehmen. Mit Weißwein ablöschen. Gemüsefond angießen und Joghurt zugeben. Mit Meersalz, Pfeffer und Muskatnuss würzen. Die Suppe aufkochen und den Erdapfel mit einer feinen Raspel in die Suppe reiben. Die Suppe ca. 15 Min. kochen lassen, damit sich der Stärkegeschmack des Erdapfels verliert.

2. Für die marinierten Pilze die Steinpilze putzen, in hauchdünne Scheiben schneiden, mit Salz, Zitronensaft und dem Traubenkernöl marinieren und 10 Min. ziehen lassen.

3. Die Wildkräuter abbrausen, trocken tupfen und die Blättchen abzupfen; 1 EL Kräuter beiseite legen. Die Suppe vom Herd nehmen, die Kräuter zufügen und die Suppe pürieren. Die Suppe auf Suppenteller verteilen, die Steinpilze hineingeben. Mit Wildkräutern bestreut servieren.

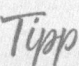

Tipp

Traubenkernöl wird auch in der Haut- und Gesichtspflege eingesetzt. Das Fruchtkernextrakt wirkt glättend, stärkt die Zellen und unterstützt rissige Haut bei der Regeneration.

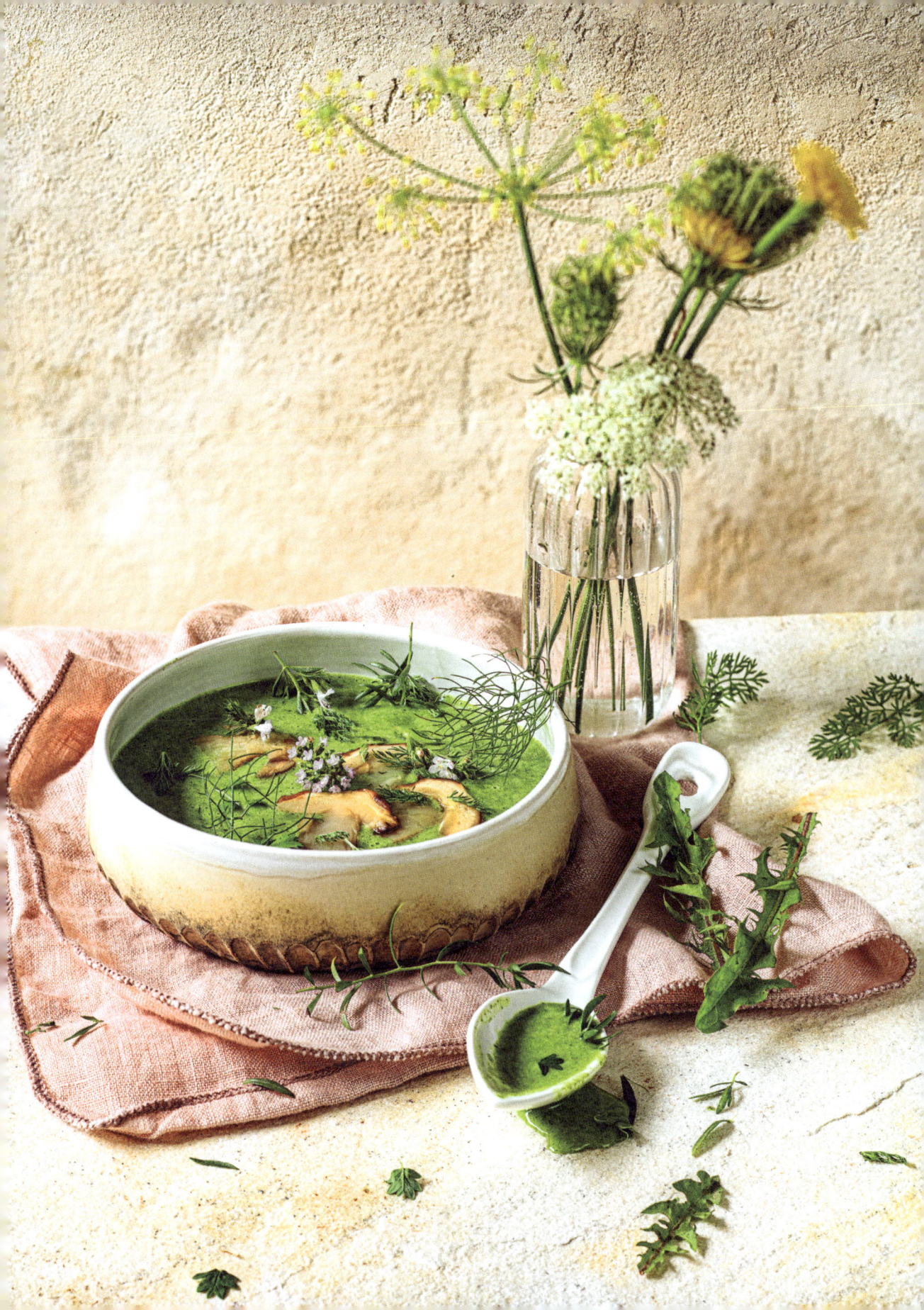

Radicchio-Endivien-Salat mit Gurkendressing, Buchweizen und essbaren Blüten

FÜR 4 PORTIONEN

Für das Gurkendressing
½ Salatgurke
Saft von 1 Zitrone
2 EL Weißweinessig
4 EL Olivenöl
1 TL Dijonsenf
1 EL Zucker

Für den Salat
1 Radicchio
100 g Endiviensalat

Außerdem
100 g Buchweizen
essbare Blüten zum Garnieren

ZUBEREITUNG

1. Für das Gurkendressing die Salatgurke waschen, klein schneiden und mit Zitronensaft, Weißweinessig, Olivenöl, Dijonsenf und Zucker mit dem Stabmixer fein pürieren.

2. Den Buchweizen in reichlich Salzwasser nach Packungsanleitung ca. 30 Min. weich kochen. Dann abseihen, kalt abspülen und mit Salz würzen.

3. Den Radicchio in feine Scheiben schneiden. Den Endiviensalat waschen und in feine Streifen schneiden. Die Salate auf Tellern anrichten, mit dem Gurkendressing marinieren, mit Buchweizen bestreuen und mit essbaren Blüten garnieren.

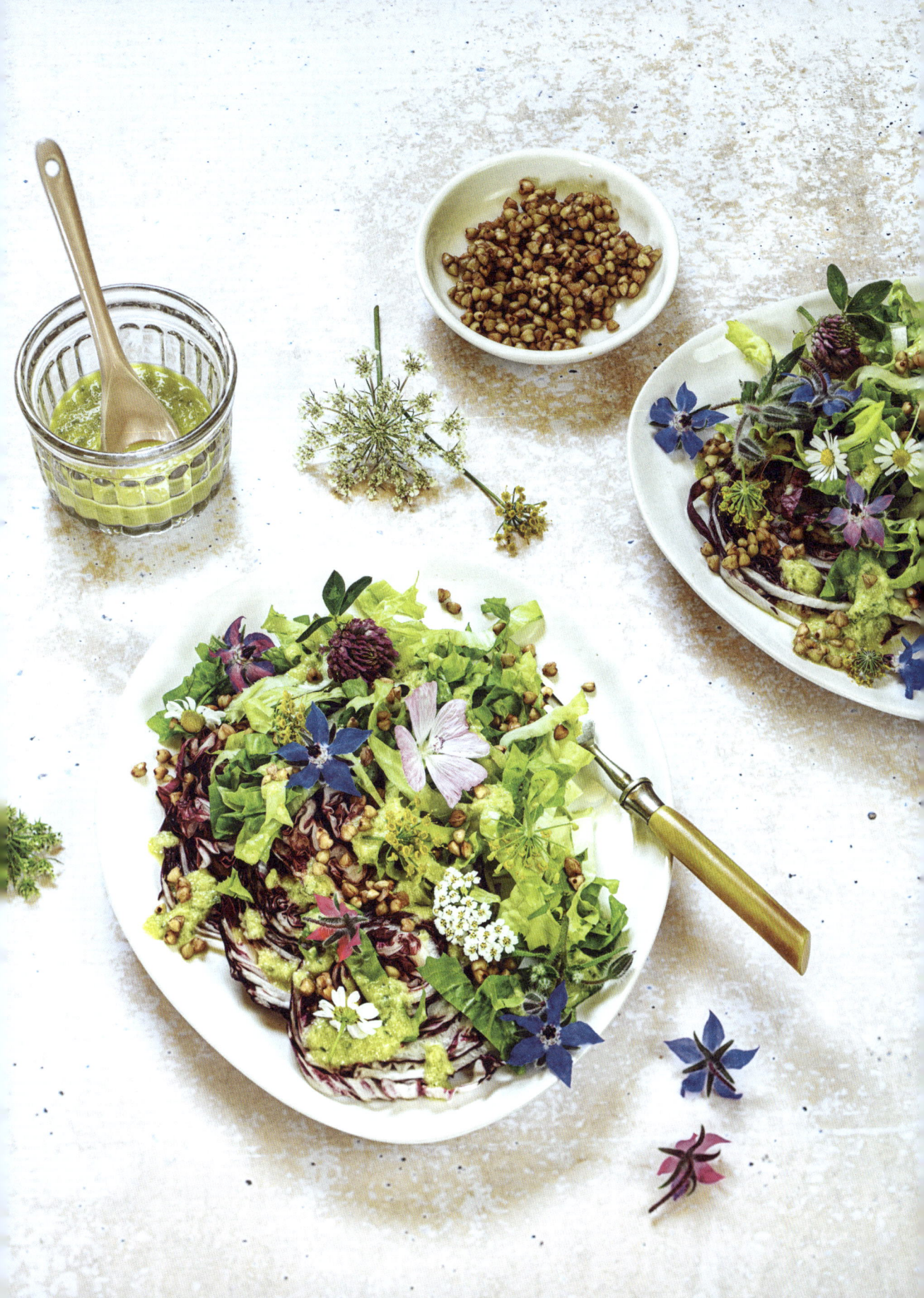

Löwenzahn-Eis mit Heidelbeeren und Honig

FÜR 4 PORTIONEN

Für den Löwenzahnsirup

100 g Löwenzahnblüten
2 Bio-Zitronen
500 ml Wasser
350 g braunen Rohrzucker

Für das Löwenzahn-Eis

100 g Joghurt (3,6% Fett)
100 g Sauerrahm
100 ml Löwenzahnsirup
Abrieb und Saft von 1 Bio-Zitrone
100 ml Schlagobers

Außerdem

Eismaschine
125 g Heidelbeeren
4 EL Waldhonig

ZUBEREITUNG

1. Für den Löwenzahnsirup die Blüten nicht waschen, da sonst der Blütenstaub verloren geht und die Blüten ihr Aroma verlieren. Die Zitronen heiß abspülen, trocken tupfen und in Stücke schneiden. Wasser mit Löwenzahnblüten und Zitronenstücken aufkochen und 30 Min. kochen lassen. Abseihen und die Blütenreste gut ausdrücken. Zucker zugeben und die Flüssigkeit 1 Std. zu Sirup einkochen. Den heißen Sirup in eine sterile Flasche füllen, die Flasche verschließen und den Sirup auskühlen lassen.

2. Für das Löwenzahn-Eis Joghurt, Sauerrahm, Löwenzahnsirup sowie Zitronenabrieb und -saft verrühren. Schlagobers leicht anschlagen und unterheben. Die Masse in die Eismaschine geben und gefrieren lassen. Mit frischen Heidelbeeren und Honig beträufelt servieren.

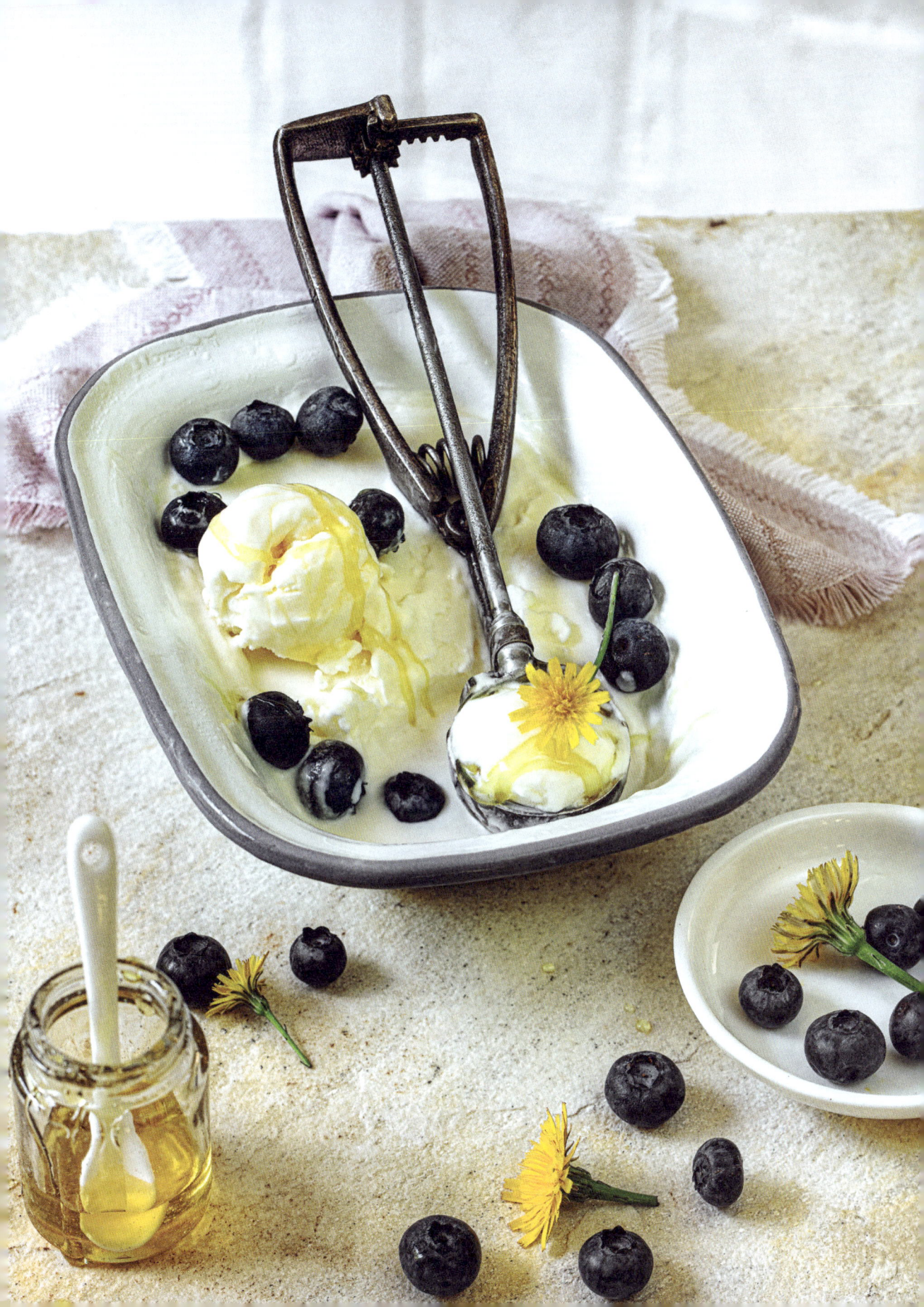

Chioggia-Rüben und Rote Rüben mit gebratenen Artischocken, Pinienkernen und Thymian

FÜR 4 PORTIONEN

400 g Chioggia-Rüben
4 kleine Artischocken
4 Mini-Rote-Rüben
4 Zweige Thymian
2 EL Olivenöl
2 EL Apfelessig
Salz
frisch gemahlener
schwarzer Pfeffer
100 g Feta
100 g Kirschtomaten
20 g Pinienkerne
200 ml Gemüsebrühe

ZUBEREITUNG

1. Die Chioggia-Rüben waschen und in ca. 5 mm dünne Scheiben schneiden. Die Scheiben in eine Auflaufform legen. Die Artischocken waschen, halbieren und zu den Rüben geben. Die Mini-Rote-Rüben waschen und in hauchdünne Scheiben schneiden. Den Thymian abbrausen und trocken tupfen.

2. Das Backrohr auf 180 °C vorheizen. Olivenöl, Apfelessig, Salz, Pfeffer und Thymian vermischen und mit den Rüben und Artischocken vermengen. Den Feta zerbröseln und mit den halbierten Kirschtomaten und Pinienkernen darübergeben. Die Mini-Rote-Rüben zugeben.

3. Die Gemüsebrühe angießen. Die Auflaufform mit Alufolie bedecken oder einen Deckel auflegen. Das Gemüse im Backrohr ca. 40 Min. weich garen.

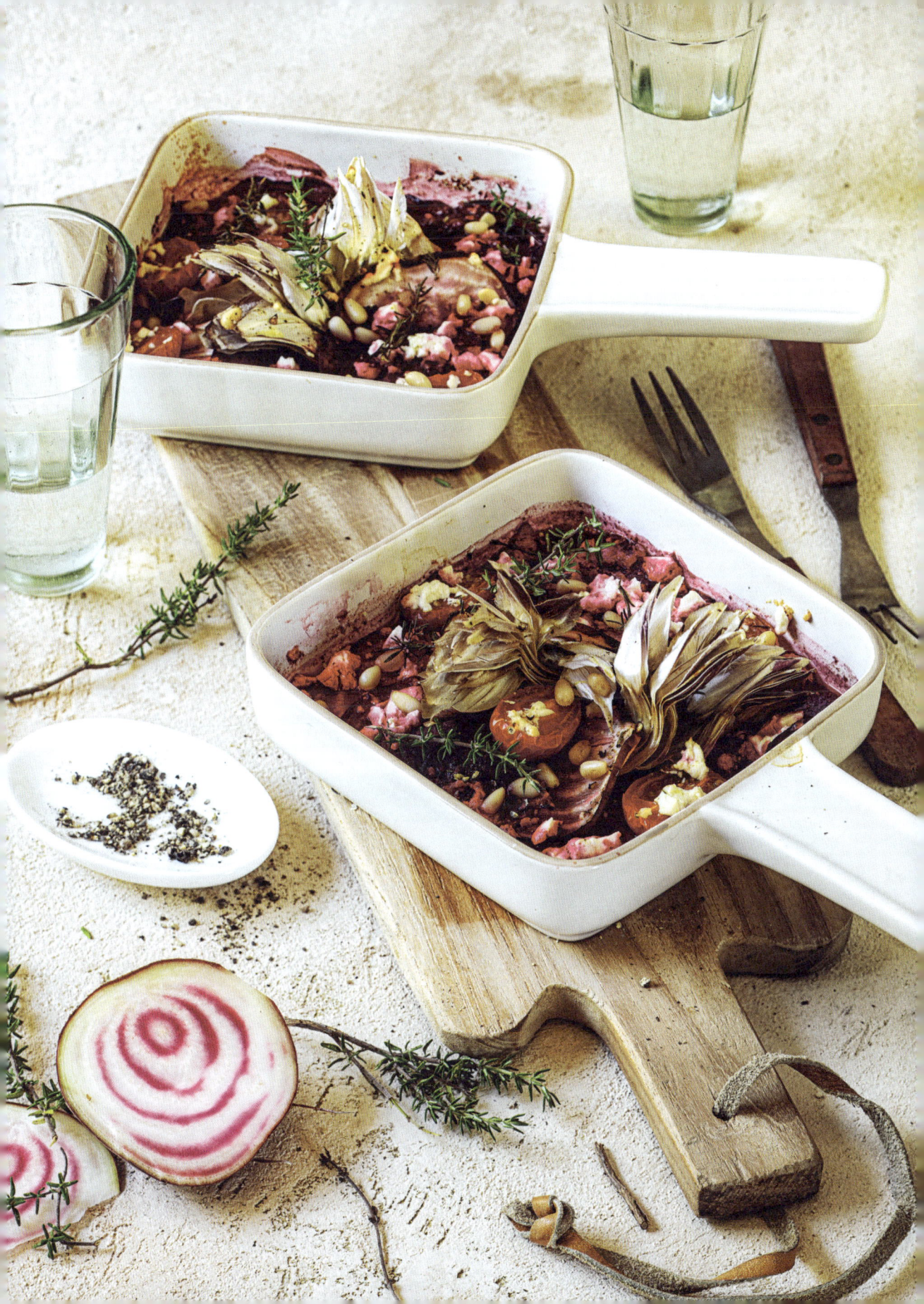

Vollkornreis-Bowl mit Tomate, Gurke, Apfel, Kreuzkümmel, Leinsamenöl und Maroni

FÜR 4 PORTIONEN

300 g Vollkornreis
800 ml Wasser
1 TL Salz
2 EL Erdnüsse
1 Stück Ingwer (1 cm)
1 rote Chilischote
1 Frühlingszwiebel
2 EL Reisessig
2 EL Leinsamenöl
1 EL Ahornsirup
2 EL Fischsoße
½ TL Kreuzkümmel
Abrieb und Saft von 1 Bio-Limette
100 g Tomate
1 Salatgurke
1 roter Apfel
100 g vorgegarte Maroni

ZUBEREITUNG

1. Den Vollkornreis in einem Sieb mit kaltem Wasser abspülen und abtropfen lassen. Wasser mit Salz in einem Topf aufkochen und den Reis darin weich garen. Abseihen und leicht überkühlen lassen.

2. Die Erdnüsse grob zerkleinern. Den Ingwer schälen und fein hacken. Die Chilischote von Samen und Scheidewänden befreien und fein hacken. Die Frühlingszwiebel putzen und schräg in feine Streifen schneiden.

3. Den noch lauwarmen Vollkornreis mit Reisessig, Leinsamenöl, Ahornsirup, Fischsoße, Kreuzkümmel, Limettenabrieb und -saft, Erdnüssen, Ingwer, Chili und Frühlingszwiebel vermischen. Den Salat 20 Min. ziehen lassen.

4. Tomate und Gurke in Scheiben schneiden. Den Apfel in hauchdünne Scheiben schneiden.

5. Den Salat auf Schalen verteilen und mit Tomate, Gurke, Apfelscheiben und Maroni anrichten.

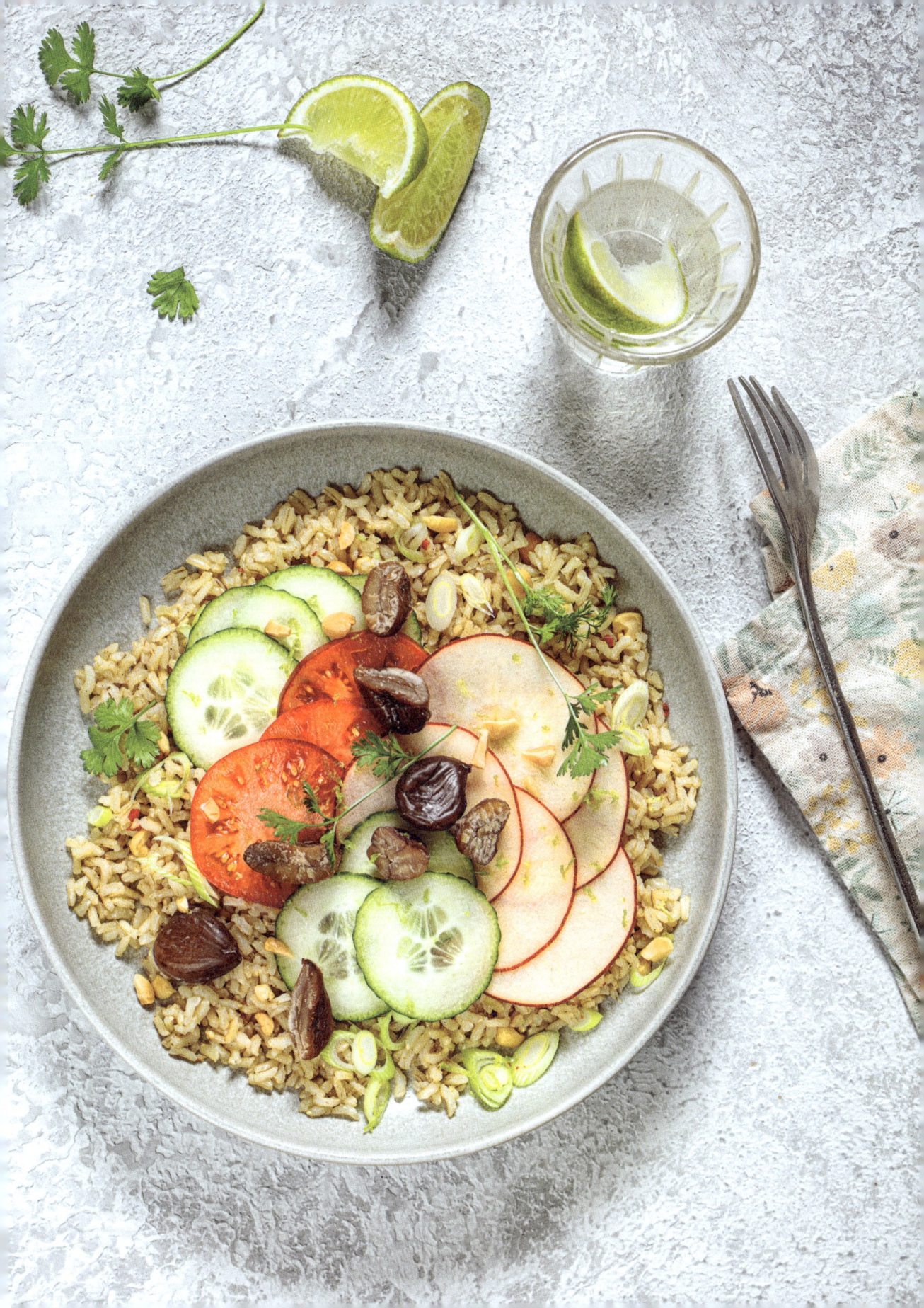

Avocadotatar mit Limette, Chili und Forellen-Ceviche mit Schafgarbe

FÜR 4 PORTIONEN

Für das Avocadotatar

3 reife Avocados
1 kleine rote Chilischote
½ Bund frischer Koriander
Saft von 2 Limetten
2 EL Olivenöl
Salz

Für die Ceviche

1 Handvoll Schafgarbe
2 Forellenfilets (küchenfertig)
Salz
frisch gemahlener
schwarzer Pfeffer
1 EL Olivenöl
Saft von ½ Limette

Außerdem

4 Dessertringe, ø 10 cm

ZUBEREITUNG

1. Die Avocados halbieren, die Kerne entfernen. Das Fruchtfleisch herauslösen und fein würfeln. Die Chilischote von Samen und Scheidewänden befreien und fein hacken. Koriander abbrausen, trocken tupfen. Einige Stängel beiseite legen, den Rest mit Stängeln fein hacken. Avocadowürfel mit Limettensaft, Olivenöl, Chili und gehacktem Koriander vermengen und mit Salz würzen. Die Masse in die Dessertringe füllen.

2. Für die Ceviche die Schafgarbe abbrausen und trocken tupfen. Einige Stängel beiseite legen, vom Rest die Blätter abzupfen. Die Forellenfilets abspülen, trocken tupfen und in hauchdünne Scheiben schneiden. Die Scheiben mit Salz und Pfeffer würzen, mit Schafgarbeblättern, Olivenöl und Limettensaft vermengen und 4 Min. ziehen lassen.

3. Den Avocadotartar aus den Ringen lösen und mit der Ceviche anrichten. Mit Schafgarbe und Koriander garnieren.

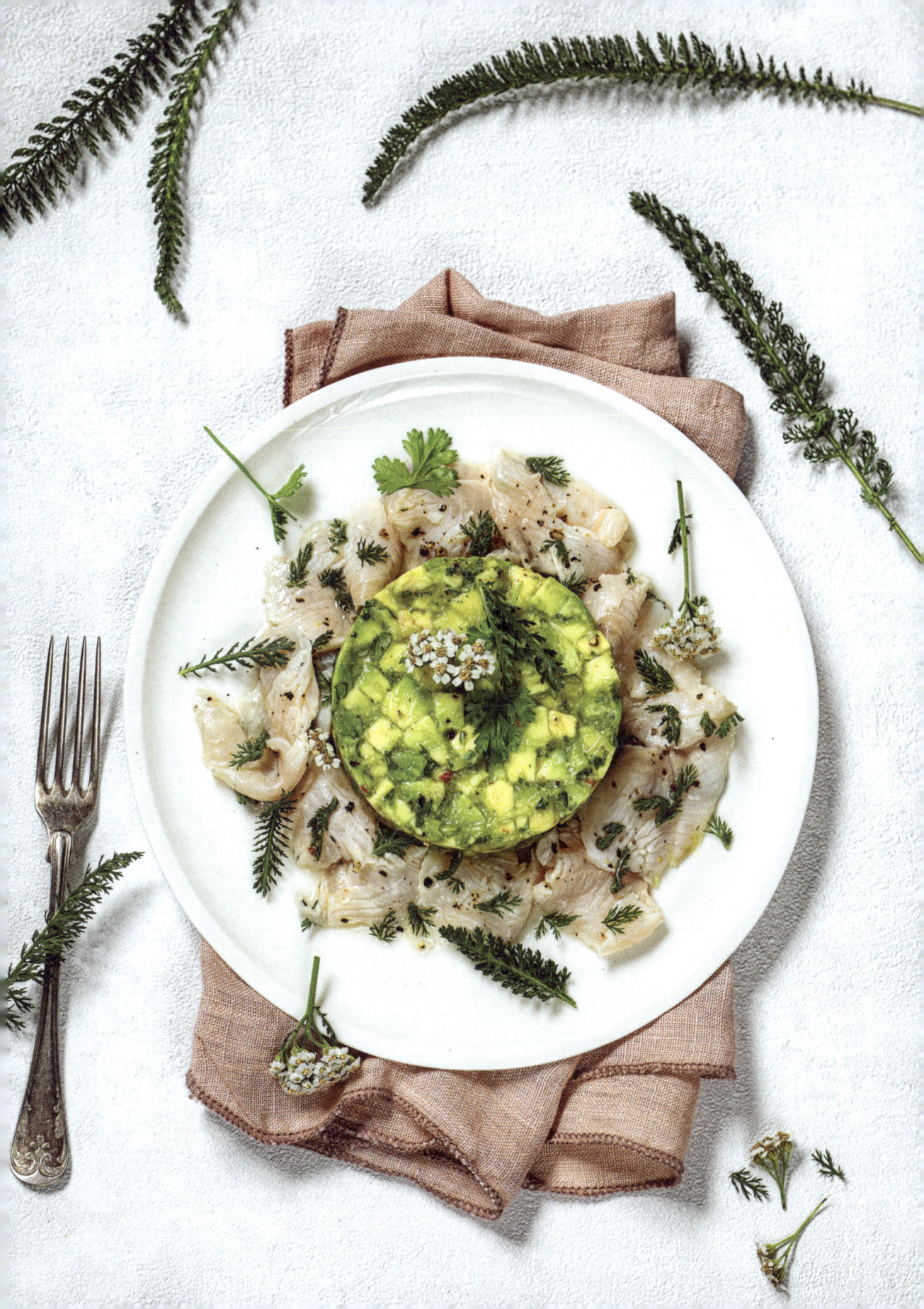

Rezeptregister

Naturkosmetikregister

Über die Autorin

Dr. med. Christine Reiler ist die Gesundheitsexpertin des ORF und bekannt als Moderatorin diverser Medizinsendungen, wie unter anderem von „Bewusst gesund". Sie hegt eine große Liebe zur Natur, tankt gerne Kraft auf ihrem Bauernhof und freut sich, wenn's im Garten blüht und sprießt. Und so widmet sie sich gerade auch der Pflanzenheilkunde mit besonderem Engagement: Die junge Ärztin schätzt die Schulmedizin, weiß aber auch, was traditionelle Hausmittel sowie die Phytotherapie bewirken können.

Die Mutter von zwei Kindern setzt regelmäßig und mit Erfolg auf Ringelblumensalbe, Löwenzahnöl & Co. Ihre Leidenschaft fürs Schreiben lebt Christine Reiler übrigens seit einigen Jahren als Journalistin aus: Sie verfasst Gesundheitskolumnen für verschiedene Printmedien und Blogs.

Danke

Jeder, der schon mal ein Buch geschrieben hat, weiß, dass es sich anfühlt, als würde man ein Baby zur Welt bringen. Und wie das bei Kindern so ist – man bekommt sie irgendwie allein groß, aber schöner und erfüllender ist es, wenn alle zusammen helfen.

In diesem Sinne möchte ich mich ganz herzlich bei Jasmin Parapatits bedanken, die meine Seele versteht, bei Ulli Zika, die sowieso die Geduldigste ist, bei meinem Management, weil es mich so gut im Griff hat, beim Kneipp Verlag, weil er mir viel zutraut, bei den Deisenhammers, weil ihr mich sowohl beruflich als auch privat unterstützt, und natürlich bei meiner Familie und da besonders bei meinen Kindern, weil sie das Beste sind, was mir passiert ist, und mich immer wieder aufs Neue inspirieren.

Mein besonderer Dank geht an Master Lin by GW Cosmetics. Ich habe die Ehre seit geraumer Zeit als Gesicht für die wunderbare Naturkosmetik dienen zu dürfen.

Es verbindet uns neben der Liebe zu natürlichen Inhaltsstoffen auch die Leidenschaft für Heilpflanzen und ihre Wirkung. Ich hoffe, dass diese wundervolle Symbiose im Dienste der Schönheit und Gesundheit auch noch lange weiter bestehen bleibt.

STYRIA BUCHVERLAGE

© 2023 by Kneipp Verlag
in der Verlagsgruppe Styria GmbH & Co KG
Wien – Graz
Alle Rechte vorbehalten.
ISBN 978-3-7088-0822-2
Bücher aus der Verlagsgruppe Styria gibt es
in jeder Buchhandlung und im Online-Shop
www.styriabooks.at

Covergestaltung: Stefanie Wawer
Layout und Satz: Stefanie Wawer
Redaktion: Ulrike Zika
Rezeptentwicklung: Alexander Höss-Knakal
Lektorat: Christine Schlitt
Idee & Projektleitung: Jasmin Parapatits
Herstellung: Maria Schuster
Fotos Umschlag: Sarah Katharina Hochmayer,
Stocksy/Ali Harper, Canan Czemmel, Frauke Antholz
Fotos Innenteil: Sarah Katharina Hochmayer S. 7, 8, 10,
12, 24, 64, 71, 94, 97, 127, 133; Lukas Lorenz S. 2, 3, 5,
18, 21, 27, 29, 33, 38, 43, 67, 79, 116, 118, 135;
Frauke Antholz S. 3, 49, 51, 53, 55, 57, 59, 61, 63, 105,
107, 109, 111, 115, 145, 147, 149, 151, 153, 155
und GettyImages_c_agus-bobadilla S. 73,
GettyImages_c_Madeleine_Steinbach Seite 101,
GettyImages_c_solidcolours Seite 86,
GettyImages_c_Cyrustr Seite 137,
GettyImages_c_gerenme Seite 99,
GettyImages_c_Paul Moedden Seite 37,
GettyImages_c_NIKILAY GLUHOV Seite 125

Druck und Bindung: APPL
Printed in the EU
7 6 5 4 3 2 1

Liebe Leserin, lieber Leser,

hat Ihnen dieses Buch gefallen? Dann freuen
wir uns über Ihre Weiterempfehlung! Erzählen
Sie in Ihrem Freundeskreis davon, in Ihrer Buch-
handlung, oder bewerten Sie es online.
Wollen Sie weitere Informationen zum Thema?
Möchten Sie mit der Autorin in Kontakt treten?
Wir freuen uns auf Austausch und Anregung
unter **leserstimme@styriabooks.at**

Inspiration, Geschenkideen und
gute Geschichten finden Sie auf
www.styriabooks.at

Mit freundlicher Unterstützung
von GW Cosmetics/Master Lin

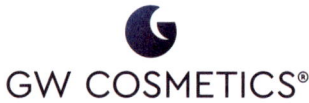

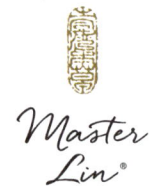